건강한 삶을 위한
덴탈 IQ 높이기

건강한 삶을 위한
덴탈 IQ 높이기

펴낸날   초판 1쇄 2022년 6월 20일

대표저자   조남억
공동저자   이주영, 김상겸, 김효정
펴낸이   서용순
펴낸곳   이지출판

출판등록   1997년 9월 10일
등록번호   제300-2005-156호
주소   03131 서울시 종로구 율곡로6길 36 월드오피스텔 903호
대표전화   02-743-7661   팩스 02-743-7621
이메일   easy7661@naver.com
디자인   박성현
인쇄   ICAN

값 22,000원

ISBN 979-11-5555-182-0   03510

※ 잘못 만들어진 책은 교환해 드립니다.

건강한 삶을 위한
덴탈 IQ 높이기

대표저자 **조남억**
공동저자 **이주영, 김상겸, 김효정**

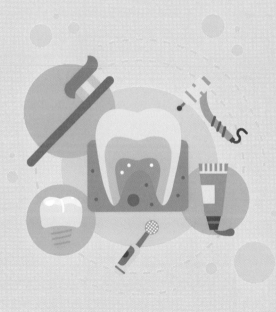

이지출판

충치(치아우식증) 책을 엮으며

 치과의 양대 질환인 충치(치아우식증)와 풍치(치주질환)는 대표적인 비가역적 질환입니다. 한번 손상된 치아와 잇몸뼈는 원래대로 회복되지 않습니다. 그래서 병의 원인과 치료법을 잘 알고 질병이 진행되지 않도록 미리미리 예방하는 것이 치료보다 훨씬 더 중요합니다.

 건강한 삶을 위한 덴탈 IQ 높이기 풍치(치주질환) 편을 쓰고 일년이 넘었습니다. 치주질환은 병의 원인과 치료 방법이 비교적 단순하고 평면적이어서 짧게 정리를 할 수 있었고, 쉽게 마무리할 수 있었습니다. 그 후 얼른 충치(치아우식증) 편을 정리해서 책을 내야겠다는 마음은 있었지만, 충치 관련 글은 쓰면 쓸수록 수렁으로 빠지는 느낌이 들면서 진도가 나가지 않았습니다.
충치의 원인은 여러 가지가 섞여서 다양한 모습으로 나타나고, 그 질환을 치료하는 방법도 매우 다양하고 복잡하여 일반인들이 오해하지 않고 잘 이해하게 만들기가 쉽지 않았습니다. 치주질환이 평면적이라면 충치는 입체적인 모습이어서, 한 줄로 설명하기가 매우 어려웠습니다. 나의 설명 능력이 부족하여 잘못 이해한 환자분이 생겨서 다른 치과의사와의 소통이 더 어려워지고 더 큰 혼란을 만드는 것은 아닐까 걱정이 되었고, 주위에서도 그런 우려의 목소리가 많았습니다.

아직까지 충치 단계를 명확하게 구분할 수 있는 진단 방법이 확립된 상태가 아니고, 치과의사들끼리도 진단 방법과 결과가 다르고 치료 계획이 다른 상황에서, 일반인들이 쉽게 이해하도록 글을 쓴다는 것은 너무나도 무모하고 어려운 일이었습니다.

또한 최근에 바뀐 내용이 있거나, 내가 잘못 알고 있는 게 아닐까 하는 걱정도 들었고, 그런 틀린 내용을 적었을 때 나올 수 있는 비난에 대한 걱정도 들어서 충치 편 글쓰기는 진도를 내지 못하였습니다.

그런 두려움에 자료를 더 찾아보게 되고, 글은 점점 많아지고, 논문 이야기가 추가될수록 전문서적이 되어 갔습니다. 일반인들이 이해하기 쉬운 책을 쓰는 것이 아니라 욕을 먹지 않을 책이 되고 있었습니다.

최근 뇌과학 연구에 대한 교양서적 서문을 읽다가 무릎을 치게 되었습니다. 전문과학 분야의 글을 일반인을 위해서 쓰는데 제일 중요한 것은, 무슨 내용을 더하느냐가 아니라 얼마만큼 덜어내느냐의 문제라고 하는 대목이었습니다. 전문 과학자들을 위한 글이라면 최신 지식까지 세세하게 밝혀야겠지만, 일반인을 위한 교양도서는 많이 덜어내도 충분하다는 글이었습니다.

제가 이 책을 쓰고 싶었던 것은 일반인들이 저만큼의 덴탈 IQ 정도만 되어도 구강건강이 좋아질 수 있다는 확신이 있었기 때문입니다. 욕심을 버리고 꼭 필요하다고 생각하는 것만 남기고 글과 내용을 줄이기 시작했습니다. 그럼에도 욕심나는 부분은 두 번 세 번 반복해서 설명을 한 것 같습니다.

충치와 관련하여 떠오르는 10여 년 전 장면이 있습니다. 고등학교 후배가 가족을 데리고 한 시간 이상 운전을 해서 우리 병원에 찾아왔습니다. 동네 치과에서 두 딸의 충치 개수가 많다는 소리를 듣고 멀리까지 찾아온 것이었습니다. 제가 꼼꼼히 검사를 하고 나서, 까만 점은 여러 개 보이는데 아직 초기 충치여서 치료할 정도는 아니니 아무것도 할 필요가 없고, 정기적으로 와서 검사만 받으면 된다고 하고 그냥 가라고 했습니다. 저로서는 아무 경제적 이익 없이 양심적인 좋은 진단과 처방을 내려주었다고 생각하면서 흐뭇해하고 있었는데, 그 후배는 화를 내면서 "멀리서 어렵게 여기까지 왔는데 어떻게 아무것도 안 해 주고 그냥 가라고 하느냐?" 하는 것이었습니다.

그 순간 어떻게 대응해야 할지 몰라 그냥 멍하니 서 있었던 기억이 납니다. 그리고 그 후배를 상담실로 데리고 가서 충치에 대해 설명해 주고, 치료 과정과 왜 지금 치료를 안 하는 것 좋은지, 지금 치료하면 왜 안 좋은지 한참 이야기를 했습니다.

후배 가족이 돌아간 후 여러 가지 생각이 들었습니다.

– 그 후배가 해 달라는 대로 치료해 주었다면, 나는 돈도 벌고, 시간도 덜 쓰고, 입도 덜 아프고, 후배는 즐겁게 집으로 갔을 텐데….

– 몇 달 후에 충치가 갑자기 확 커져서 치료를 해야 할 일이 생기면, 왜 그때 치료를 안 해서 병을 키우게 만들었느냐고 하는 건 아닐까?

– 나 혼자만의 만족을 위해 치료를 너무 소극적으로 하는 것
은 아닐까?

이런 비슷한 일들이 많았습니다. 치료할 충치 개수를 적게 말
하면, "다른 원장보다 질병을 발견하는 능력이 떨어지는 거 아
니냐?" "성의 없이 검사해서 몇 개밖에 못 찾는 거 아니냐?"는
환자들의 불평을 들어야 했고, 사촌 형수에게서는 "다른 데서
는 여러 개 치료하면서 할인을 많이 해 준다는데 여기는 왜 조
금 치료하면서 할인도 안해 주느냐?"는 이야기도 들었습니다.

이런 말들을 들을 때, 개원 초에는 왜 내 마음을 몰라주나 싶
었지만, 나중에는 이분들의 덴탈 IQ가 나만큼 안 되니 그런 거
겠지 하고 더 설명을 해 드려야겠다는 마음을 먹었습니다. 치주
질환 편에서도 이야기했듯이, 치과의사와 치과위생사의 중요한
역할에 치료와 더불어 교육이 있다는 생각을 하고 있습니다.

간호원이 어느 순간 간호사가 된 것은, 환자의 치료와 간호를
열심히 하는 것 이외에 환자의 건강 증진을 위해 교육을 해 주는
선생님의 역할이 커서가 아닐까 싶습니다. 조선시대 의원이 현대

의 의사가 된 것도 같은 이유라고 생각합니다. 치과기술자가 아니라 치과의사라면, 환자의 구강건강을 위한 교육에 시간을 많이 써야 한다고 생각합니다.

지난 10여 년 동안 가슴에 품고 있었던 환자 교육에 대한 꿈이 이제 한 권의 책으로 나온다고 생각하니, 치과의사로서 한켠의 짐을 약간 덜어놓는 마음이 들기도 합니다. 그러면서 동시에 초반에 들었던 걱정이 또 생겨납니다. 일반인들의 덴탈 IQ가 높아져서 좋은 진단과 좋은 치료를 받게 되어 구강건강이 나아져야 할 텐데, 저의 설명 부족으로 오해가 생겨 치과의사와 오히려 소통이 안 되고 불신이 생기는 것은 아닐까 하는 걱정입니다.
이 책을 읽고 누군가 오해가 생겨서 구강건강에 더 나쁜 영향을 미친다면, 설명 능력이 부족한 저의 잘못이고 부족함 때문입니다. 이 책의 내용은 총론에 해당하는 것이고, 환자 개개인의 문제는 각론에 해당하는 부분이기에, 개개인에 직접적으로 적용하기에 다른 면도 있을 것입니다. 이상한 점이나 이해가 안 가는 부분은 저를 비롯한 다른 치과의사들에게 물어보면서, 이 책에서 부족한 부분을 채워 주시길 간곡히 부탁드리겠습니다.

어릴 적에 아픈 저를 소아과에 데리고 다니면서 어머니께서 항상 하시던 말씀이 있었습니다.

"환자가 의사를 만나서 치료를 잘 받으려면, 환자도 반의사가 되어야 해. 의사가 너의 아픈 걸 어떻게 알겠니? 네가 아픈 상태에 대해 정확하게 알고 정확하게 설명할수록 의사가 이해를 잘 하고, 잘 치료해 줄 수 있는 거야."

이 책의 마음도 이것과 같습니다. 치과의 질환을 잘 이해하고, 치과의사가 사용하는 단어와 뜻을 정확히 알고 환자 본인의 생각을 잘 이야기해 줄수록, 치과의사와의 소통이 더 원활해지고 더 적합한 치료를 받을 수 있을 것이라 생각합니다. 환자가 반치과의사가 되어야 치과 치료를 잘 받을 수 있다고 믿습니다.

이 책은 저 혼자서는 시도조차 못했을 겁니다. 연세대 치과대학 대학원에서 예방치과학을 함께 공부한 이주영, 김상겸, 김효정 박사님들과 합동 작업이 아니었으면 불가능한 일이었습니다.

입체적인 모양을 어떻게 풀어놓아야 그나마 평면적인 설명으로 잘 이해가 될 수 있을까, 서로 많은 이야기를 나누었습니다. 분업과 협업이 잘 이루어졌고, 많은 노력과 희생을 해 주신 세 분 박사님들께 감사드립니다.

이 책을 읽고 몇 분만이라도 덴탈 IQ가 높아져서 구강건강도 좋아지고, 더불어 전신건강도 좋아져서 삶도 건강해진다면 저희들은 무척 행복할 것 같습니다. 감사합니다.

2022년 6월

대표저자 조남억

공동저자 이주영, 김상겸, 김효정

풍치(치주질환) 책을 엮으며

대학생 때 《허준의 동의보감》이라는 소설을 읽고 큰 감명을 받았습니다. 특히 올바른 의료인이란 어떤 모습일까에 대해 고민하던 차에 다음과 같은 문장이 제 마음을 흔들었습니다.

"병을 고치면 소의(小醫)요, 그 병의 원인이 되는 그 사람의 문제를 고치면 중의(中醫)요, 그 병자의 원인이 되는 사회의 문제를 고치면 대의(大醫)라."

치과대학을 졸업하고 예방치과학 대학원을 다니면서 치과 밖의 사회 문제를 조금이라도 바꾸는 데 힘이 되고 싶다는 생각으로 여러 시민단체 활동을 하였지만, 개인 치과의원 안에서 치과의사가 할 수 있는 일은 많지 않았습니다. 오히려 치료라도 잘해 주는 소의라도 되어야겠다며 학창 시절 밀렸던 세미나를 쫓아다니며 공부하기 바빴습니다.

개원 초기에는 환자들에게 왜 이런 것도 모르느냐고 원망을 하곤 했는데, 차츰 그분들이 모르는 것이 당연하고, 그분들의 치과 지식(dental IQ) 수준이 나만큼만 된다면 어디 엉뚱한 곳에 가서 몸 버리고 돈 버리는 일은 하지 않을 것 같다는 생각을 하게 되었습니다.

연세치대 예방치과 권호근, 김백일 교수님으로부터 배운 예방지식이 제 삶과 치과의 뿌리가 되었다면, 2008년 강릉치대 박덕영 교수님으로부터 구강웰빙프로그램을 배우고 치과에 적용하면서부터 제 치과의 줄기와 가지가 되었습니다.

환자들에게 단지 칫솔질 하는 법을 매주 가르쳐 드리기만 했을 뿐인데 그분의 구강건강은 물론이고 삶까지 건강해지는 것을 보면서, 치과의사와 치과위생사의 역할은 치료보다 교육에 방점이 찍혀야 하는구나 싶었습니다. 그럼으로써 저도 비로소 소의가 아닌 중의가 될 수 있겠다는 생각이 들었습니다.

치주질환 환자분이 내원하면 원장실에서 파워포인트 사진을 보여 주며 설명하고 이해를 시키는 것이 나의 일이라 생각하였고, 어느 날 똑같은 자료를 보면서 10여 명의 환자들에게 똑같은 설명을 하게 되었는데 제 목소리가 갈라지고 쉬는 것을 보면서, 이런 일을 매일 반복하는 것보다 좀 더 효율적인 방법이 없을까 고민하게 되었습니다.

능력 있는 후배 송정현 치과원장의 도움으로 같은 사진자료를 설명해 주는 동영상을 찍어 자료를 올려놓게 되었지만, 환자분들이 그 동영상을 보면서 쉽게 이해하기 어렵겠다는 생각이 들었습니다. 동영상과 함께 더 쉽게 이해할 수 있는 설명서가 필요한 것 같았습니다. 동영상 설명을 들으며 이 책을 함께 본다면, 일반인들의 덴탈 IQ를 좀 더 올릴 수 있지 않을까 싶습니다.

최근에 구강건강과 전체 몸건강이 밀접한 연관성이 있다는 연구가 많이 나오고 있습니다. 혈관을 타고 심장으로 가는 세균의 70%가 구강 내에 있던 세균이라는 보고가 있을 만큼, 구강건강 관리는 우리 몸건강 관리에 매우 중요한 요소입니다. 특히 기대수명이 늘어나면 늘어날수록 구강건강은 더욱 중요한 화두가 되고 있습니다. 젊어서 잘못 관리한 결과를 나이 들어 받게 되기 때문입니다.

치과의 양대 질환인 충치와 풍치의 특징은 비가역성에 있습니다. 한번 뺀 치아는 보철이라는 대체물이 있을 뿐, 자기 치아를 원상태로 회복시켜서 사용할 수 없습니다. 그렇기에 치료보다 예방이 훨씬 중요하고, 그러기 위해서는 증상이 없어도 구강건강의 중요성을 인지하고, 치료와 예방 과정을 이해하는 덴탈 IQ가 일반인들도 높아져야 합니다. 알면 막을 수 있었을 텐데 이 작은 지식을 몰라서 못 막았을 때 그 대가가 너무 괴롭기 때문입니다.

일반인들의 덴탈 IQ가 치과의사만큼 높아지면 한국인의 구강건강과 몸건강 증진에 서로 윈윈하는 결과를 얻을 수 있다고 생각합니다. 건강한 삶과 건강한 사회를 위해 많은 분들의 덴탈 IQ가 높아졌으면 좋겠습니다. 이 책이 거기에 조금이라도 도움이 된다면 저와 제 치과 가족들은 행복할 것 같습니다.

제가 환자 교육을 시작한 파워포인트 자료는 박덕영 교수님으로부터 받은 것이었습니다. 다시 한 번 감사드립니다. 그 자료를 시작으로 해서 사진도 제가 찍은 것으로 바꾸고, 조금씩 조금씩 업그레이드하면서 발전할 수 있었습니다.

송정현 원장의 동영상이 없었다면 이렇게 책으로까지 내겠다는 생각도 못했을 겁니다. 동영상을 먼저 제안해 주고 촬영과 편집까지 맡아 주어 정말 감사합니다. 그리고 자료 정리와 업그레이드에 많은 도움을 주신 안인옥, 설성한, 이현중 원장님께도 감사드립니다. 평소 교육과 진료를 하면서 느낀 점들을 공유하며 많이 업그레이드할 수 있었습니다.

구강웰빙프로그램을 함께 배우고 치과에서 진행을 맡아 주신 박한나 치과위생사님도 감사드립니다. 함께 공부를 하였기에 치과에 적용할 수 있었고, 많은 피드백을 받았습니다.

연세치대 예방치과학 박사 졸업 후 치과에서 함께해 주시는 이주영, 김상겸 박사님께도 감사합니다. 최근 자료들을 많이 제공해 주고 동영상에 맞게 책을 내는 데 큰 도움을 주었습니다.

마지막으로, 힘들고 티도 안 나는 구강 관리 업무를 열심히 해 주고 계신 우리 치과 스태프 여러분께 고마운 마음을 전합니다. 저는 참 인복이 많은 원장입니다. 감사합니다.

2020년 11월

조남억

김 백 일 연세대학교 치과대학 예방치과학교실 교수

치의학 지식은 그 방대한 양과 깊이 때문에 해당 지식을 공부하기 위해 치과대학에 입학해서 6년 이상 공부한 뒤 인턴, 레지던트라는 전문의 과정을 거쳐 국가가 인정하는 자격증을 부여받는 오랜 과정을 거쳐야 합니다. 이렇게 얻어진 전문적인 치의학 지식을 일반인이 쉽게 이해한다는 것은 현실적으로 매우 어렵기 때문에 의료인과 일반인 사이의 인식에는 커다란 간극이 존재하고 있습니다.

물론 최근에는 인터넷에서 제공하는 다양한 치의학 지식들이 이러한 간극을 메워 주려고 노력하고 있지만, 그중에는 학문적 근거가 부족한 내용들이 진실로 오인된 채 전달되는 일들도 있습니다. 그래서 전문가들 중에 누군가 나서서 이러한 오류를

바로잡고, 일반인들의 눈높이에서 이해할 수 있는 치의학 정보를 제공해야 된다고 생각합니다.

저 역시도 치과대학에서 예방치과라는 학문 분야의 연구를 진행하고 그 결과를 전문가들에게 알리는 일에 집중하다 보니, 일반인에게 어려운 치의학 전문지식을 쉽게 전달한다는 중요한 업무를 그동안 소홀히 해 온 것 같습니다. 그런 면에서 예방치과 분야를 지속적으로 공부해 온 조남억 박사가 이번에 출간한 《건강한 삶을 위한 덴탈 IQ 높이기》는 전문가와 일반인 사이에 생길 수밖에 없는 치의학 지식의 간극을 좁히려는 의미 있는 시도라고 생각됩니다.

구강은 환자 자신이 직접 들여다보는 것이 제한된 공간이기 때문에 치료 결정을 대부분 치과의사의 판단에 의존하게 됩니다. 그 와중에 동일한 환자가 방문한 치과마다 치료받아야 하는 치아 개수의 차이가 있다는 언론 보도는 일반인들이 치과의사에 대한 불신을 높이는 계기가 되었습니다. 일반적인 인간관계에서도 서로 간에 오해가 쌓이면 불신이 생기고 이후에는 점차 해결이 어려워지듯이, 일반인과 치과의사 간에 발생할 수 있는 이러한 오해도 그대로 방치한다면 더 큰 불신으로 이어질 수 있습니다.

특히 이 책에서 기술된 '충치의 진단 기준이 치과마다 다른 이유'와 '치료 후 탈이 나는 치과와 탈이 나지 않는 치과' 사례는 그동안 일반인들이 막연히 치과에 대해서 가져왔던 오해를 해소하는 데 크게 기여할 수 있는 귀중한 정보라고 생각됩니다.

아무쪼록 이 책이 일반인의 덴탈 IQ를 높여서 치과 진료에 대한 오해를 신뢰로 전환하는 데 큰 도움이 되기를 바랍니다.

박 덕 영 강릉원주대학교 치과대학 예방치과학교실 교수

《건강한 삶을 위한 덴탈 IQ 높이기》 발간을 축하합니다.

우리나라 국민의 구강건강을 해치는 가장 중요한 두 가지 질환은 충치라고 불리는 '치아우식증'과 풍치라고 불리는 '치주질환'입니다. 그런데 이 두 질환의 공통점은 치면세균막에 의해 발병된다는 점입니다.

한국의 치과 진료 수준은 세계적이라고 합니다만, 구강건강은 발병된 병을 잘 치료하는 것보다 병이 생기지 않도록 잘 예방하는 것이 최선의 방안임은 이견이 있을 수 없겠습니다. 그런 의미에서 치면세균막의 관리가 매우 중요하며, 평상시 스스로 관리할 수 있는 기술을 익히고 습관화하는 것이 무엇보다 중요

합니다. 그리고 그러한 기술과 습관화는 환자의 구강 상황에 따른 맞춤형 교육이 필수적입니다.

비록 우리나라 구강 진료 소비자의 인식과 건강보험의 급여 또는 비급여 체계가 이러한 교육을 실행하는 데 많은 장애점이 있지만, 한편 개원 가에서 교육을 하려고 해도 무엇을 어떻게 교육하여야 할지 막막하게 생각하는 분들이 많았습니다.

2000년대 초반부터 이러한 문제의식 하에 전문가용 교재를 만들고 이를 교육하는 활동을 하던 중 2008년도에 조남억 선생님을 만났습니다. 조남억 선생님은 개원 가에서 할 수 있는 활동 내용을 충실히 받아들이고 이를 진료에 접목시키려고 꾸준히 노력하여 왔습니다.

이 책은 조남억 원장님과 동료들이 치과의원 현장에서 내원한 치주질환 환자들에게 치면세균막 관리 교육을 수행한 경험을 바탕으로 일반인들이 구강건강을 스스로 관리하는 데 도움을 주고자 하는 안내서입니다.

부디 이 교재가 현재 구강병을 앓고 있는 분들은 물론 아직 구강병이 발생하지 않은 분들에게 널리 읽혀져서, 치주질환 치료를 받은 분들은 해당 질환이 재발하지 않도록 하고, 아직 치주질환이 발생하지 않은 분들께는 이를 예방하는 데 도움이 되길 바라며, 저자분들의 노고에 예방치과학을 전공하는 교수로서 감사의 뜻을 전합니다.

차례

제1부 충치(치아우식증)

1. 충치(치아우식증)의 이해

알아두면 이해하기 쉬운 치아 및

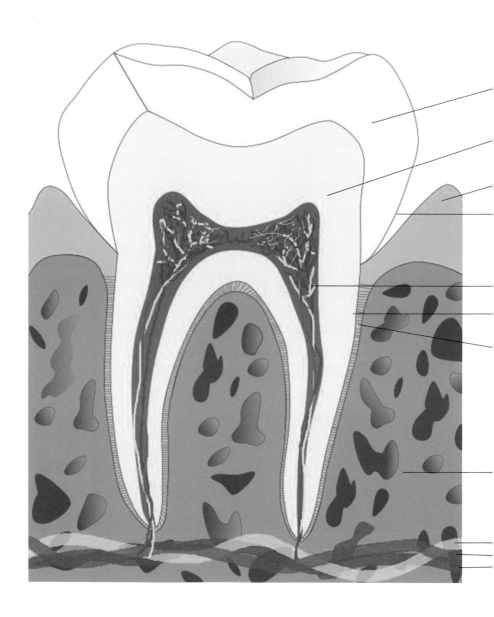

치아 주위의 구조

법랑질 : 치아 바깥쪽을 덮고 있는 가장 단단한 층

상아질 : 치아 대부분을 구성하고 있는 법랑질 안쪽의 층

치은(잇몸) : 치아와 치조골(잇몸뼈)를 덮는 조직

치은열구 : 치은과 치아 사이의 작은 고랑

치수 : 치아 내부의 신경과 혈관으로 구성된 조직

백악질 : 치아 뿌리의 표면을 덮고 있는 얇은 층

치주인대 : 치아를 치조골에 부착시키는 조직

치조골(잇몸뼈) : 치아를 지지하고 있는 뼈 조직

신경

혈관(동맥, 정맥)

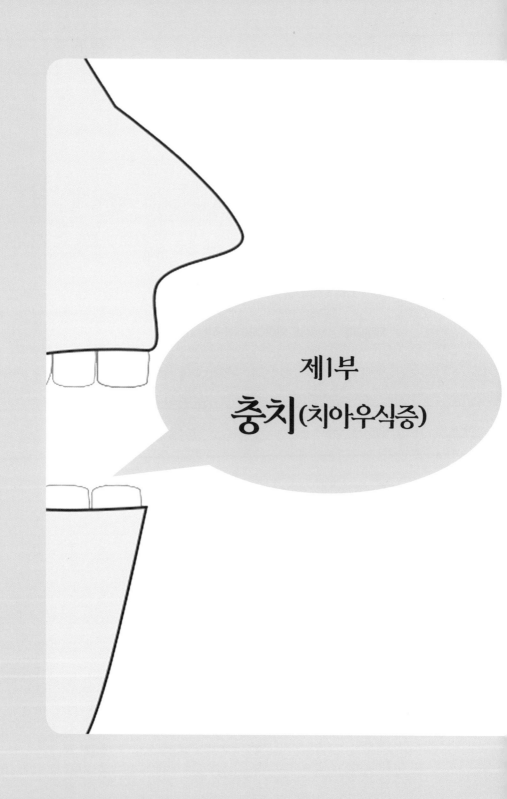

제1부
충치(치아우식증)

1. 충치(치아우식증)의 이해

1) 충치란 무엇이고, 왜 생기나요?

2) 충치를 만드는 요인들

3) 충치는 어떻게 진행되나요?

4) 왜 치과마다 "치료해야 한다"

　　충치 개수가 다를까요?

1) 충치란 무엇이고, 왜 생기나요?

충치(蟲齒)의 한자를 풀이해 보면 '벌레먹은 치아'입니다. 예전에는 벌레가 치아를 파먹었다고 생각했습니다. 하지만 현미경이 발명되면서 세균의 존재가 밝혀졌고, 결국 충치는 세균에 의해 생기는 것으로 알려졌습니다.

보통의 해석으로 '충치'는 "치아 면에 부착된 세균이 만들어 낸 산에 의해 치아가 삭아 구멍이 생기고 까맣게 썩는 병"입니다. 전문용어로는 '치아우식증'이라고 합니다.

세계보건기구(WHO), 미국 질병통제예방센터(CDC) 및 다양한 교과서에서도 대부분 충치에 대해 유사하게 정의하고 있습니다. 이 중에서 충치에 대해 가장 잘 설명한 내용은 다음과 같습니다.

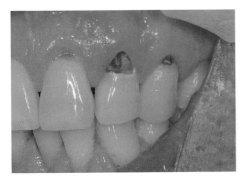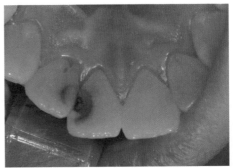

이 내용 안에 충치를 일으키는 원인이 모두 설명되어 있습니다. 그렇다면 이제 각각의 원인들에 대해 자세히 알아보겠습니다.

Garg, Nisha, and Amit Garg. Textbook of operative dentistry 1st edition. Boydell & Brewer Ltd, 2010.

2) 충치를 만드는 요인들

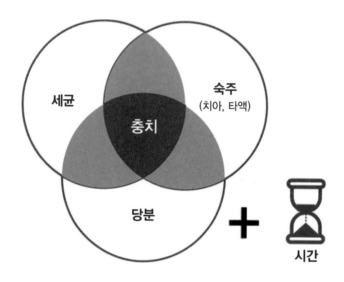

이 그림은 충치의 원인을 설명하기 위해 사용되는 유명한 그림 중의 하나입니다. 세균, 숙주, 당분, 이 세 개의 원이 모두 겹쳐져 있는 부위에 '충치'라는 글자가 있습니다. 즉 세 가지 요인이 모두 충족되어야 충치가 발생하며, 하나라도 없으면 충치에 걸리지 않습니다.

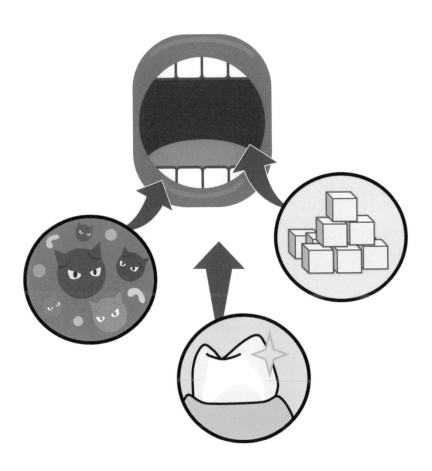

결국 충치는 세균(막), 치아와 타액(침)의 특성, 당분(탄수화물) 섭취, 이 세 가지 요인들이 동시에 존재하며, 일정 시간이 경과하는 경우에 발생하고, 진행됩니다.

충치를 만드는 첫 번째 요인 : 세균

충치를 발생시키는 주된 요인 중 하나는 우리 입 안에서 산을 만들어 내는 세균들입니다. 어떻게 이 사실이 밝혀지게 되었을까요?

대표적인 예로 실험용 쥐를 대상으로 한 연구가 있습니다. 입 안에 충치를 유발하는 세균이 있는 '일반 쥐'와 세균이 전혀 없는 상태로 태어난 '무균 쥐'에게 동일한 설탕물을 주기적으로 먹였습니다. 그러자 일반 쥐의 치아에는 여러 개의 충치가 생겼고, 무균 쥐는 단 한 개의 충치도 생기지 않았습니다.

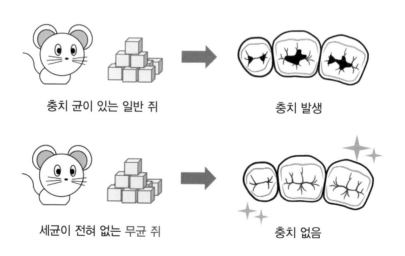

충치 균이 있는 일반 쥐   충치 발생

세균이 전혀 없는 무균 쥐   충치 없음

만약, 우리 입 안에도 세균이 없으면 아무리 설탕을 많이 먹고 이를 닦지 않아도 충치가 생기지 않을 것입니다. 하지만 안타깝게도 우리 입 안의 세균을 완전히 없애는 것은 불가능합니다. 그리고 입 안에는 좋은 세균과 나쁜 세균 등 아주 다양한 세균들이 살고 있고 저마다 다양한 역할을 하며 일종의 생태계를 유지하고 있습니다.

처음에 세균들은 치아에 달라 붙어서 떨어지지 않으려고 애쓰는 시간이 있습니다. 부착이 잘 된 후에 증식과 산 생성 능력이 커집니다. 이러한 산 생성을 억제하기 위해서 우리는 세균이 치아에 붙는 과정과 산을 만드는 과정, 이 두 과정을 계속 방해해야 합니다.

그렇다면, 이제 세균에 의해 충치가 발생하는 과정을 살펴보겠습니다.

Maeda, N, et al. "Experimental dental caries on gnotobiotic inbred mice." Microbiology and immunology (1995) : 71 – 73.

세균들은 다양한 성분과 함께 치아에
엉겨붙어 끈적한 막을 형성하게 됩니다.
우리는 이것을 '치면세균막' 또는
'플라크(plaque)'라고 부릅니다.

처음부터 세균이 충치를 일으키는 것은 아닙니다. 하지만 다양한 세균들이 '세균막'의 형태로 치아에 오랫동안 붙어 있게 되면 치면세균막 안에서는 충치를 발생시키는 세균들이 점차 많아집니다.

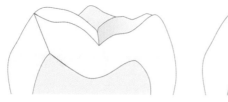

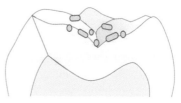

깨끗한 치아 표면   세균이 붙기 시작

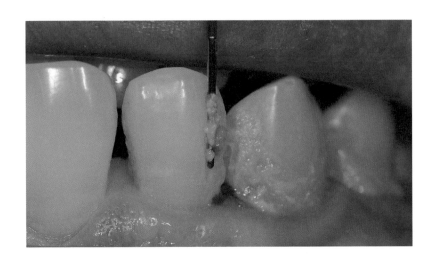

이 세균들은 우리가 섭취한 당분을 이용해서 산을 생성합니다. 이 산 때문에 치아가 녹거나 파괴되는 충치가 시작되는 것입니다. 그러므로 우리는 칫솔질을 통해 치아 표면을 주기적으로 닦아서 치면세균막이 쌓이지 않게 해야 합니다.

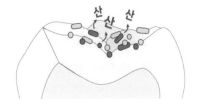

충치균이
산을 만들기 시작함

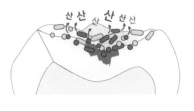

산에 의해 치아가
파괴되기 시작함(탈회)

충치를 만드는 두 번째 요인 : 숙주

여기서 말하는 숙주는 우리의 신체 일부인 '치아'와 '타액(침)'을 이야기합니다.

청소를 할 때, 틈새가 있는 곳에 물때나 먼지가 잘 끼어 있는 것처럼 치아에도 틈이나 굴곡이 있는 부분에 충치가 잘 생깁니다.

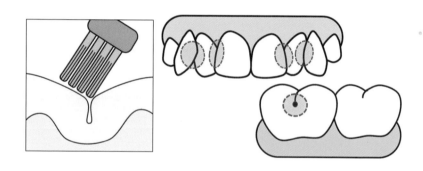

치아에 움푹 들어간 골짜기 부위나 치아와 치아 사이, 치아와 수복물(충치 부위를 치료 후 충전한 재료) 사이에 있는 틈새들이 주요한 충치 발생 부위입니다.

음식물을 씹을 때, 윗니와 아랫니가 잘 맞물리게 되면 치아 간의 접촉을 통해서 씹는 면이 자연스럽게 닦일 수 있습니다. 하지만 부정교합(치아가 가지런하지 못하거나 윗니와 아랫니가 정상적으로 맞물리지 않는 상태)이 있는 경우에는 씹는 면에 미세한 음식물 찌꺼기나 세균이 남아 있어 충치의 원인이 될 수 있습니다.

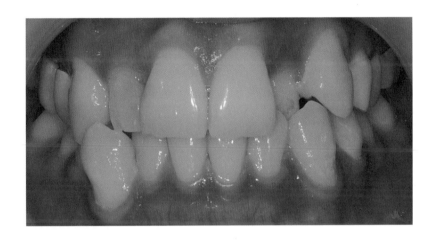

또한 타액의 분비량이 적거나 너무 끈적하다면 입 안의 음식물이나 세균들을 잘 씻어 내지 못하기 때문에 충치가 더 잘 생기게 됩니다.

치아의 형태나 배열로 인해
충치가 잘 생길 수 있는 경우입니다.

어금니 씹는 면과 앞니 안쪽

어금니 씹는 면은 충치가 가장 많이 생기는 부위입니다. 이 부위에 깊고 좁은 홈이 있어서 음식물이 잘 끼고, 칫솔이 들어가지 않지 않기 때문입니다. 특히 어금니의 씹는 면은 다른 부위에 비해 충치가 약 8배나 많이 발생합니다.

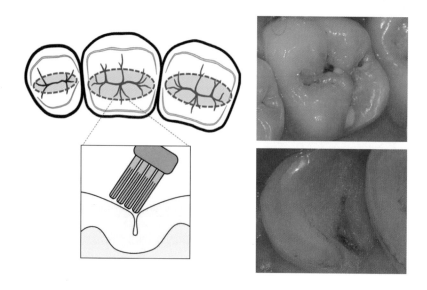

치아와 치아 사이

치아와 치아 사이는 칫솔모가 잘 들어가지 않아서 충치가 많이 생기는 부위입니다. 심지어 충치 초기 단계에는 충치가 생긴 것이 잘 보이지 않기 때문에 치료 시기를 놓치는 경우가 많습니다.

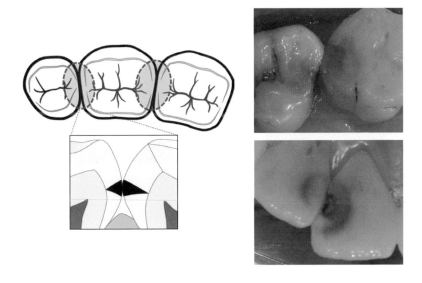

또한 사랑니가 옆쪽으로 나는 경우에는 사랑니와 바로 앞 어금니의 틈에 충치가 생길 위험이 높습니다.

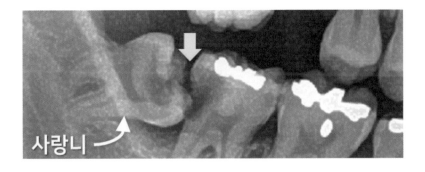

수복물과 치아 사이

치아를 때운 부분이 깨지거나 틈이 생긴 경우에 이 틈으로 세균이 들어가서 충치가 생길 수 있습니다.

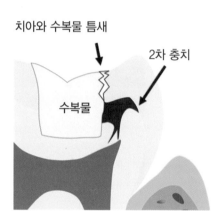

치아와 수복물 틈새
2차 충치
수복물

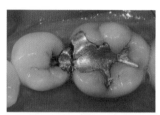

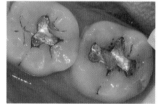

고르지 못한 치아 배열

치아 배열이 가지런하지 않은 경우라면 닦기 어려운 치아의 틈이 더 많아지기 때문에 충치가 잘 생길 수 있습니다.

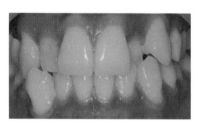

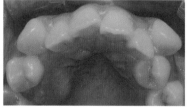

부정교합

부정교합으로 치아가 잘 맞물리지 않으면 씹는 면에 음식물 찌꺼기나 세균이 남아 있어 충치의 원인이 될 수 있습니다.

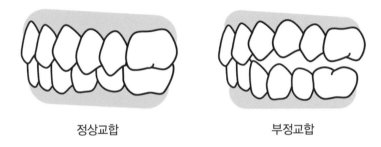

정상교합   부정교합

치아 뿌리 표면

치아의 뿌리 표면은 단단한 법랑질 층이 없어 쉽게 녹고 파괴될 수 있습니다. 치아 뿌리는 건강할 때는 잇몸에 감춰져 있지만, 치주질환으로 잇몸이 내려갔을 때 겉으로 드러나게 되며, 이때 충치가 잘 생기게 됩니다.

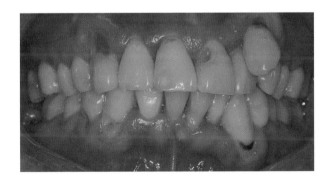

타액(침)은 무슨 역할을 할까요?

타액은 음식을 씹을 때, 삼킬 때, 말할 때 등 입 안에서 윤활유와 같은 중요한 역할을 합니다. 뿐만 아니라 타액은 면역작용을 하여 세균의 활동을 억제하기도 하고, 타액 내의 무기물(불소, 칼슘, 인)들이 치아를 보호하여 충치의 발생 위험을 줄여 줍니다.

세균   당분   타액   불소

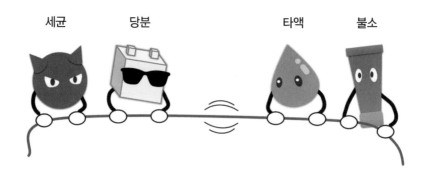

**"마치 세균과 당분 vs. 타액과 무기물(불소)이
힘겨루기를 하는 것과 같은 상황입니다."**

세균과 당분은 한 팀입니다. 충치를 일으키는 세균은 당분을 영양분으로 삼고 산을 생성합니다. 이때 산에 의해 치아의 칼슘과 인과 같은 성분이 빠져나가면서 충치가 시작됩니다.

그러나 다행히 타액에도 칼슘과 인 성분이 포함되어 있습니다. 그래서 타액은 치아에서 빠져나간 성분들을 다시 치아에 공급하여 충치의 진행을 막아 줍니다.

만약 입 안이 계속 건조하고 타액이 부족한 상황이 오래 지속된다면 충치가 다른 사람에 비해 빠르게 진행될 것입니다.

잠자리에 들기 전 반드시 양치를 해야 한다는 많이 들어 보셨죠? 우리가 잠을 자는 동안에는 타액 분비가 현저히 줄어들어 충치 위험이 높아지기 때문입니다.

충치를 만드는 세 번째 요인 : 당분

세균이 산을 만들어 내기 위해서는 우리가 먹는 음식에 포함된 '당분(탄수화물)'이 중요한 역할을 한다는 것은 모두 알고 계실 것입니다.

그중에서도 설탕은 충치의 최대 위협 대상입니다.

전 세계적으로 설탕 소비량이 증가하면서 충치의 경험률(충치를 가지고 있거나 치료한 적이 있는 사람의 비율)이 증가했기 때문입니다. 반면, 전쟁 중 설탕 소비가 제한되었을 때는 충치 경험률이 감소했습니다.

오른쪽 그래프는 제2차 세계대전 당시 노르웨이에서 7세 어린이들의 설탕 소비량과 충치 경험률을 비교한 연구 결과입니다. 전쟁으로 인해 설탕의 생산과 소비량이 일시적으로 급감함에 따라 어린이들의 충치도 감소했습니다. 그러나 소비량이 회복되자 충치 경험률은 다시 증가했습니다. 이렇듯 당분 섭취는 충치 발생 위험과 깊은 연관이 있다고 할 수 있습니다.

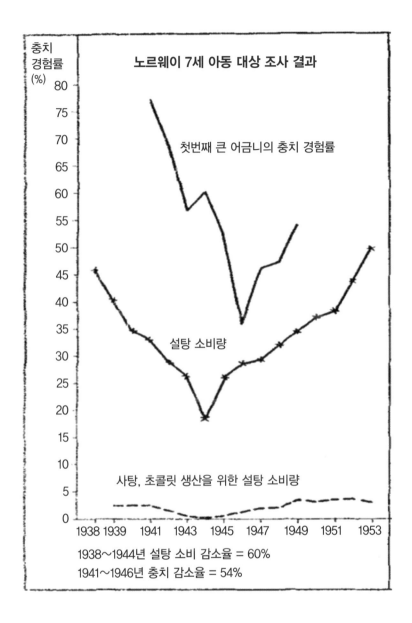

노르웨이 7세 아동 대상 조사 결과

첫번째 큰 어금니의 충치 경험률

설탕 소비량

사탕, 초콜릿 생산을 위한 설탕 소비량

1938~1944년 설탕 소비 감소율 = 60%
1941~1946년 충치 감소율 = 54%

Eriksen H.M., et al. "Is there a long-term caries-preventive effect of sugar restrictions during World War II?" Acta Odontologica Scandinavica 49.3 (1991) : 163-7.

입 속 세균들은 입 안의 당분(탄수화물)을 분해하면서 젖산을 생성합니다. 산이 생성되면 치아 표면을 녹이고 세균의 작용을 활발하게 하면서 충치를 만들게 됩니다.

만약 우리가 입으로 당분을 섭취하지 않으면 충치가 생기지 않을까요? 이에 대한 실험이 있었습니다. 입으로 당분을 섭취한 쥐들과 위에 관(tube)을 꽂아 당분을 섭취하게 한 쥐들을 비교했습니다.

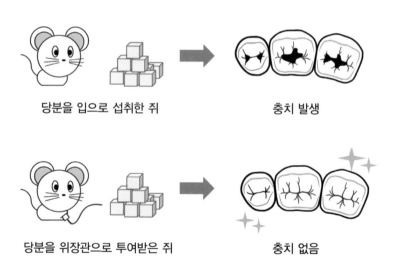

당분을 입으로 섭취한 쥐   충치 발생

당분을 위장관으로 투여받은 쥐   충치 없음

입으로 당분을 섭취한 쥐들은 평균 6.7개의 충치가 발생했지만, 위장관으로 당분을 투여받은 쥐들은 단 하나의 충치도 발생하지 않았습니다.

따라서 입 속에 당분이 없다면 젖산이 생성되지 않아 충치가 생기지 않을 것입니다.

사람에게서도 비슷한 현상이 관찰됩니다. '유전성과당불내증'은 과당을 소화할 수 없어 발생하는 질환입니다. 이 질환을 겪는 환자들은 과당이 없는 식단으로 생활하기 때문에 일반인들과 치아 건강 상태가 다를 수밖에 없습니다. 두 집단을 비교한 연구 결과, 일반인들은 평균 10.4개의 충치를 경험했지만, 유전성과당불내증 환자들은 평균 2.0개의 충치만을 경험했습니다.

Kite, Owen W., James H. Shaw, and Reidar F. Sognnaes. "The Prevention of Experimental Tooth Decay by Tube-feeding: Eight Figures." The Journal of nutrition 42.1 (1950) : 89-105.
SAXÉN, LEENA, et al. "Subgingival microflora, dental and periodontal conditions in patients with hereditary fructose intolerance." European Journal of Oral Sciences 97.2 (1989) : 150-158.

당분을 '얼마만큼 먹는지'도 중요하지만 '어떤 것을 먹는지'도 중요합니다!

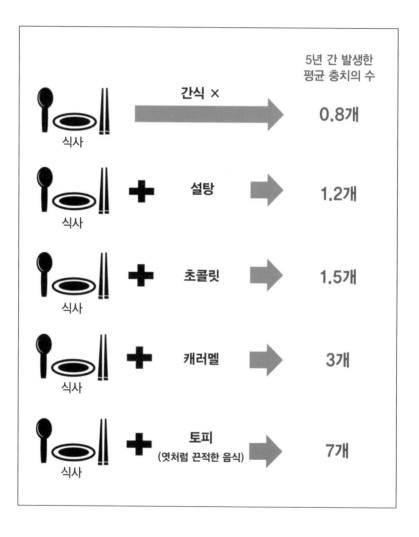

오늘날에는 윤리적 문제로 할 수 없는 연구이지만, 1946년부터 1951년까지 스웨덴의 정신질환자 수용시설에서 진행된 유명한 연구가 있습니다. 정신질환자들에게 다양한 종류의 당분을 간식으로 섭취하도록 하고, 그에 따라 충치가 발생하는 양상의 차이를 관찰했습니다.

연구자들은 436명의 대상자들을 여러 그룹으로 나눠 무려 5년에 걸쳐 각각 다른 방식으로 당분이 포함된 다양한 간식을 먹도록 했습니다.

연구 결과, 예상대로 간식을 먹지 않은 사람들은 충치 발생이 가장 적었습니다. 한편, 흥미롭게도 간식의 종류에 따라서 충치 발생의 양상이 달랐습니다. 설탕이나 초콜릿에 비해 캐러멜이나 토피(엿처럼 끈적한 간식)를 먹은 사람들은 충치가 훨씬 많이 발생했습니다. 즉 같은 당분이라도 끈적한 음식은 치아에 오래 달라붙을 수 있어 더 위험합니다.

Gustafsson, Bengt E., et al. "The effect of different levels of carbohydrate intake on caries activity in 436 individuals observed for five years." Acta Odontologica Scandinavica 11,3–4 (1953) : 232–364.

충치를 만드는 네 번째 요인 : 시간

세균이 치아에 붙어 산을 만들면
우리 입 안은 중성에서 산성 환경으로 바뀝니다.

이러한 상태에서 양치질을 하지 않는다면 입 안의 산이 타액에 의해 자연적으로 중화되기까지 대략 '20분'이 걸린다고 합니다. 이 시간 동안 치아가 녹거나 파괴되는 '탈회' 현상이 일어나게 됩니다. 이후 시간이 지나 입 안이 다시 중성 환경이 되면 치아가 회복되는 '재광화' 현상이 일어납니다.

> 탈회 : 치아에서 무기물이 녹아 나가는 현상
> 재광화 : 치아에 무기물이 다시 침착되는 현상

앞의 내용처럼 끈적한 음식으로 인해 충치가 잘 발생되는 경우는 결국 '시간' 요인과도 긴밀한 연관이 있다고 할 수 있겠죠. 당분이 입 안에 오래 머물수록 탈회의 시간은 길어지기 때문입니다.

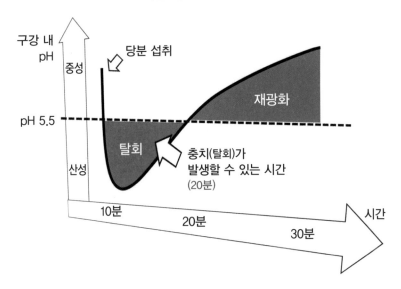

스테판 곡선(Stephan's curve)

구강 내 pH

중성

당분 섭취

재광화

pH 5.5

탈회

충치(탈회)가
발생할 수 있는 시간
(20분)

산성

10분

20분

30분

시간

당분 섭취 시 입 안의 pH 변화를 보여 주는 유명한 그래프입니다. 중성에서 산성이 되었다가 일정 시간이 지나면 다시 중성으로 되돌아옵니다.

※ pH가 5.5보다 낮아진 상태에서는 치아가 서서히 탈회되고, pH가 5.5보다 높아지면 다시 재광화가 진행됩니다.

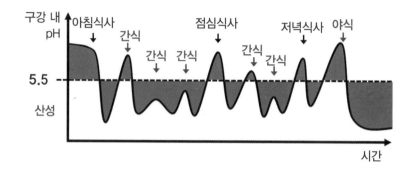

이 그림은 간식을 자주 먹고, 자기 전에 양치질을 하지 않는 경우를 나타냅니다.

간식 섭취 후 pH가 산성으로 떨어진 후 다시 중성으로 올라오려는 때에 또 간식 섭취를 하면 pH는 다시 산성으로 떨어집니다. 그렇게 되면 탈회의 구간이 대폭 늘어가고 재광화 구간은 줄면서 충치가 진행되는 것입니다.

※ 잠을 자는 동안에는 침 분비가 원활하지 않아 세균의 활동이 보다 활발해지고 입안이 산성인 상태가 오랫동안 유지됩니다. 그래프 오른쪽 끝 부분이 내려가 있는 상태로 유지되는 것이 바로 그 이유입니다. 따라서 충치 예방을 위해 잠들기 직전 양치질은 필수입니다.

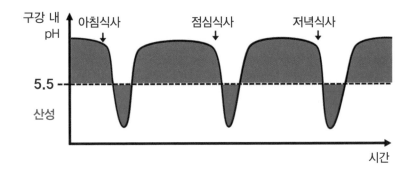

반면, 이 그림은 간식을 먹지 않고 식사 후에 양치질을 한 경우를 나타냅니다.

왼쪽 그림에 비해 붉은색을 보이는 영역이 매우 작은 것을 보실 수 있습니다. 잠깐 탈회가 되더라도 충분한 재광화 시간으로 보충이 되어 충치가 진행되지 않습니다.

사탕 10개를 한꺼번에 다 먹은 경우보다 한 시간에 사탕 하나씩 10번 먹는 경우가 충치 발생 위험이 훨씬 높습니다. 따라서 충치가 진행될 수 있는 확률을 줄이기 위해서는 간식을 먹는 빈도를 줄이는 것이 중요합니다.

어떤 음식을 먹는지에 따라서
충치가 발생하는 시간도 달라집니다.

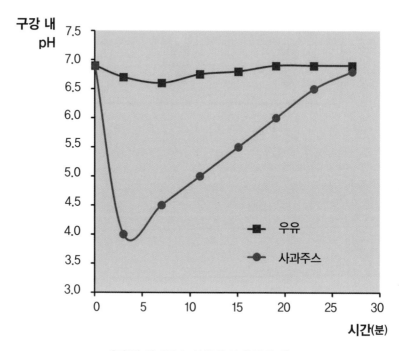

우유와 사과주스 섭취에 의해 변화되는
입 안의 pH를 나타내는 그래프

Harris, Norman O., and Franklin Garcia-Godoy. Primary preventive dentistry. Upper Saddle River, NJ: Pearson Education, 2004.

혹시 물 대신 주스를 마시는 분이 계신가요?

사실 과일주스는 탄산음료만큼 강한 산성 음료입니다.

왼쪽 그래프처럼 사과주스를 마시면 입 안의 pH가 급속하게 떨어져 탈회가 생길 위험이 커집니다. 게다가 원래 입 안의 pH로 되돌아오는 데 많은 시간이 걸리게 됩니다.

반면에 우유처럼 pH가 높고 구강건강에 도움이 되는 음식은 섭취하고 나서 pH가 많이 떨어지지도 않으며 회복도 금방 됩니다.

최근에는 흰 우유에도 당분을 많이 첨가하고 있으니 영양정보 성분 표시를 확인하는 습관이 중요합니다.

간식 섭취와 관련된 충치 이야기

충치가 갑자기 여러 곳에서 발생하는 경우가 있습니다.

젊은 남성 환자가 갑자기 이가 아프다고 치과에 왔습니다. 구강 검사 결과, 치아에 치면세균막이나 치석이 거의 없이 깨끗한 상태였습니다. 그런데 엑스레이 검사 결과 치아 사이사이마다 충치가 10개 이상 발생되어 있었습니다.

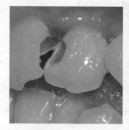 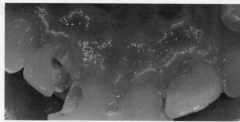

앞니와 어금니에 충치가 많이 보입니다.

이 환자는 하루에 네 번 이상 칫솔질을 한다고 하는데도 치아 사이사이에 충치가 생기는 경우에는 평소의 식이습관을 살펴봐야 합니다. 영업 사원인 이 환자는 거래처에 갈 때마다 일명 '믹스 커피'를 하루에 10잔 이상 마신다고 합니다.

설탕이 많이 함유된 커피를 자주 마시니 이 환자의 입 안 pH는 중성으로 회복되지 못하고 하루 종일 산성으로 유지되었을 겁니다. 그에 따라 탈회가 지속되며 충치가 커지게 된 것입니다. 이 환자에게 제일 필요한 처방은 식이조절 및 관리교육이었습니다. 충치치료를 하고 칫솔질 교육을 받았다 하더라도 식이조절이 안 되면 조만간 또 치과를 찾을 것입니다.

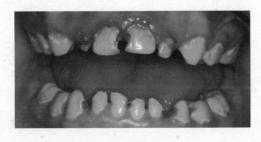

유아기 치아에서 나타나는 충치

유아들에게도 비슷한 문제가 발생합니다. 이유식이나 과일주스 등을 줄 때 우유병을 사용하지요? 우유병을 물고 잠드는 아이들은 충치 발생 위험이 높습니다. 잘 때는 침의 흐름이 줄어들므로 단맛의 액체와 치아가 오래 접촉하면 충치균이 생성되기 때문입니다. 특히 유치(젖니)는 영구치보다 얇아 충치가 더욱 빠르게 진행되므로 더욱 주의가 필요합니다.

Bowen, Denise M., and Jennifer A. Pieren. Darby and Walsh Dental Hygiene E-Book: Theory and Practice. Elsevier Health Sciences, 2019. 289p.

3) 충치는 어떻게 진행되나요?

충치는 아래 그림처럼 크게 4단계로 분류됩니다.

진행 단계에 따라 치료 방법이 크게 달라지므로 내 치아의 충치 단계가 어느 정도인지 정확히 파악하고 알맞은 치료를 받는 것이 중요합니다.

※ 치료법에 대한 자세한 내용은 '2. 충치의 치료 방법'에 설명되어 있습니다.

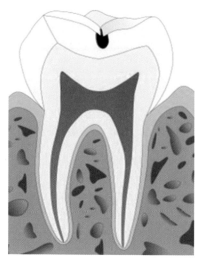
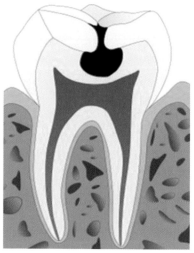

법랑질 충치   상아질 충치

일반적으로 충치를 떠올리면 그림에서 보이는 것처럼 치아에 까맣게 나타난 충치가 생각날 겁니다. 그러나 충치는 하루 아침에 갑자기 까맣게 나타나지는 않습니다. 눈에 보이기 시작하면 이미 충치가 많이 진행된 것입니다.

그렇다면 눈에 보이지 않는 초기 충치는 어떻게 진행되는지 알아보도록 하겠습니다.

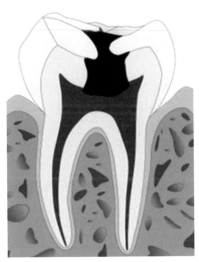

치수 충치

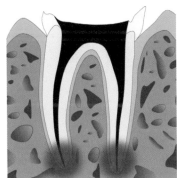

발치 필요

충치가 갑자기 생길 수도 있나요?

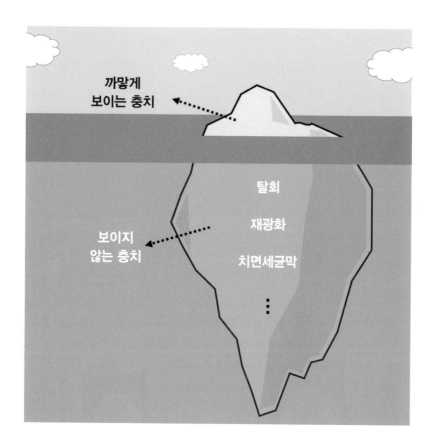

까맣게
보이는 충치

탈회

재광화

치면세균막

보이지
않는 충치

빙산은 수면 위에 드러나 있는 부분보다
수면 아래 보이지 않는 부분이 훨씬 큽니다!

우리 눈에 띄는 충치들은
알고 보면 거대한 빙산의
일각이라고 할 수 있습니다.

충치는 우리가 알아차리지 못하는 사이에
서서히 진행됩니다.

충치가 눈에 잘 보일 만큼 진행되기 전까지
치아에서는 충치가 진행되거나 회복 또는
정지하는 과정이 끊임없이 반복됩니다.

이때 구강을 어떻게 관리하느냐에 따라
충치의 진행이 더 빨라지기도 하고
반대로 회복되기도 합니다.

충치는 이렇게 시작됩니다!

충치가 어떻게 시작되는 것인지
알고 계신가요?
충치는 눈에 보이지 않는
치아 내부에서부터
서서히 진행되기 시작합니다.

칫솔질을 제대로 하지 않으면 치아 표면에 치면세균막이 붙어 있게 됩니다. 이 안에 있는 세균이 산을 만들어서 치아를 녹이게 되는데, 이때 치아에서 칼슘과 인이 빠져나오게 됩니다.

이것을 전문용어로 '탈회'라고 합니다. 탈회가 오랜 시간 지속되었을 때 비로소 우리 눈에 보이는 까만 충치가 되는 것입니다.

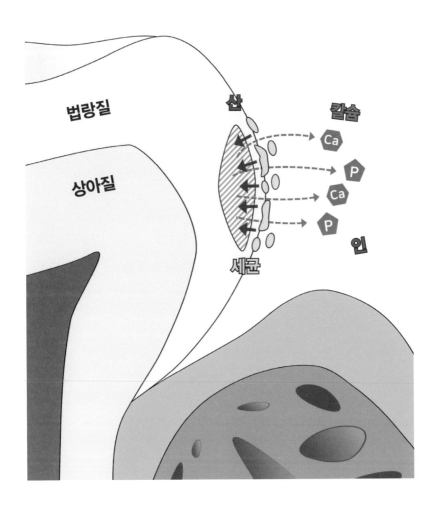

법랑질

상아질

산

칼슘

Ca

P

Ca

P

인

세균

치아에 치면세균막이 붙어 있게 되면
이 안의 세균이 산을 분비합니다.
산에 의해 치아 안의 칼슘과 인이 빠져나오면서
탈회가 시작됩니다.

초기 충치는 다시 회복될 수 있습니다!

피부는 상처가 나도 조금 지나면 새살이 돋아납니다.

그러나 구멍이 난 충치는 다시 원래의 건강한 치아로 돌이킬 수 없습니다. 그래서 충치는 '비가역적'인 질환이라고 합니다.

그런데 충치의 초기 단계는 '가역적'입니다.

즉 초기 단계에서는 충치 진행을 막고 회복시킬 수 있습니다.

다행스럽게도 초기 충치가 회복될 수 있는 것은

탈회와 재광화 과정을 반복하기 때문입니다.

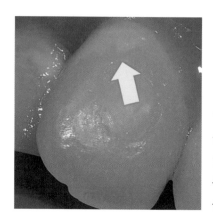

'백색반점(White spot)'이라고 불리는 하얀 충치는 대표적인 초기 충치 현상입니다. 주기적인 불소도포를 포함한 꾸준한 관리는 재광화를 일으켜 초기 충치를 회복시킬 수 있습니다.

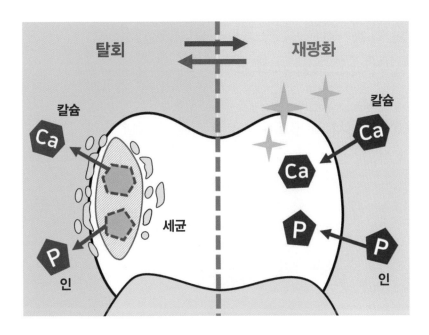

세균과 당분이 오랜 시간 동안 입 안에 머물게 되면 세균이 만든 산에 의해 치아에서 칼슘과 인 성분이 빠져나갑니다(탈회). 이뿐만 아니라 탄산음료 같은 산성 음식을 먹으면 탈회가 더 빨라질 수 있습니다.

하지만, 세균이 제거되고 입 안이 청결해지면 치아는 우리의 침(타액)에 있는 칼슘과 인을 다시 흡수해서 단단하게 회복될 수 있습니다(재광화).

탈회와 재광화는 지금 이 순간에도 일어나고 있습니다!

입 안에서 일어나는 다양한 상황에 의한 치아의 변화

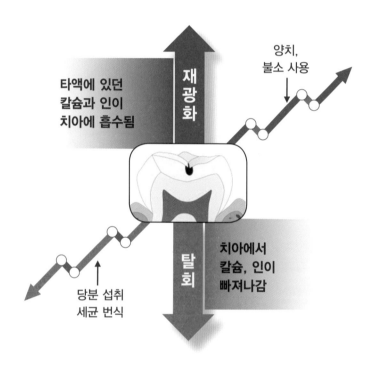

양치, 불소 사용

재광화

타액에 있던
칼슘과 인이
치아에 흡수됨

탈회

당분 섭취
세균 번식

치아에서
칼슘, 인이
빠져나감

양치, 불소 사용 시 재광화가 촉진되고,

당분 섭취, 세균 번식 시 탈회가 촉진됩니다.

Buzalaf, Marília Afonso Rabelo, et al. "pH-cycling models for in vitro evaluation of the efficacy of fluoridated dentifrices for caries control: strengths and limitations." Journal of Applied Oral Science 18.4 (2010): 316-334.

위험 요인이 방어 요인보다 클 때 : 탈회

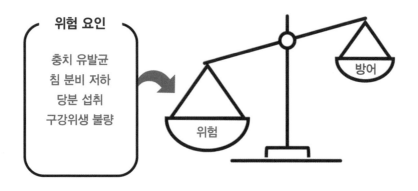

방어 요인이 위험 요인보다 클 때 : 재광화

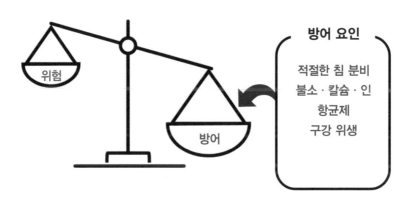

이 두 과정은 마치 저울처럼 균형을 이루며 번갈아 나타나는데, 저울이 어느 방향으로 기울어지는가에 따라서 충치의 진행 여부가 결정됩니다.

가역적 충치
정지 충치
비가역적 충치

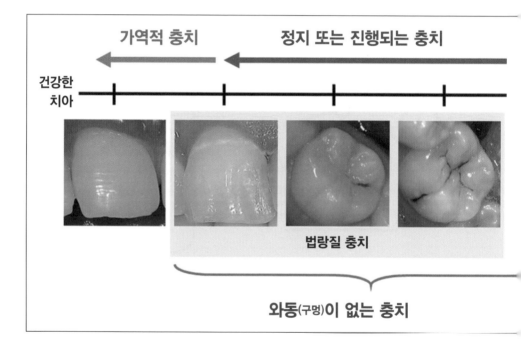

| 가역적 충치 | 정지 또는 진행되는 충치 |

건강한
치아

법랑질 충치

와동(구멍)이 없는 충치

Pitts, N., and D. Zero. "Caries Prevention Partnership: White paper on dental caries prevention and management. A summary of the current evidence and the key issues in controlling this preventabe disease." (2016).

충치는 크게 와동(구멍)이 있는 충치와 없는 충치로 나뉩니다. 와동이 없는 경우는 건강한 상태로 되돌아갈 수 있는 '가역적 충치' 또는 더 이상 충치가 진행되지 않는 '정지된 충치'가 될 수 있습니다. 그러나 와동이 생긴 이후에는 건강한 상태로 절대로 되돌릴 수 없습니다. 이러한 상태의 충치를 '비가역적 충치'라고 합니다. 이때는 최대한 빠른 치료가 필요합니다.

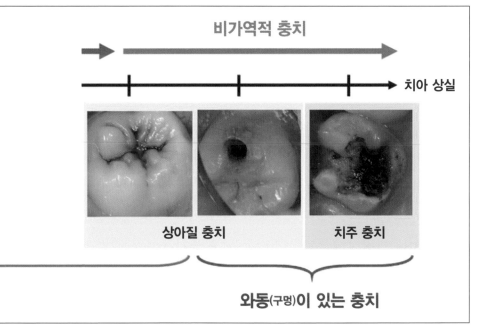

비가역적 충치

치아 상실

상아질 충치 · 치주 충치

와동(구멍)이 있는 충치

※ 충치 예방 및 관리에 대한 백서로부터 각색하여 인용

와동(구멍)은 없지만
치료가 시급한 경우도 있습니다!

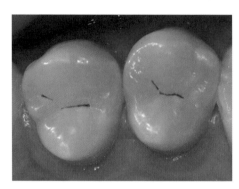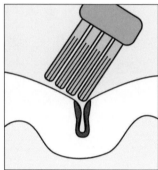

첫 번째, 치료가 시급한 와동이 없는 법랑질 충치

위 사진에서 보이는 어금니는 와동이 없는 법랑질 충치입니다.
성인의 치아라면 치료가 시급하지 않지만, 이 치아의 주인은 충
치가 많은 초등학생이었습니다. **치아가 난 지 6개월도 되지 않
았는데** 이렇게 충치가 생겼다는 것은 **충치가 매우 빨리 진행되
고 있다는** 뜻입니다. 게다가 이미 다른 치아에도 충치가 생긴
경험이 있다면 충치 진행의 위험이 더 크기 때문에 와동이 없는
충치라도 빨리 치료를 해야 합니다.

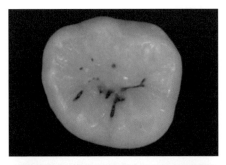

겉으로 봤을 때 구멍이 없어
초기 충치로 오해할 수 있습니다.

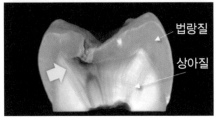

법랑질

상아질

위와 동일한 치아를 절단하여
내부를 들여다보면 상아질까지
충치가 진행되어 있습니다.

두 번째, 치료가 시급한 와동이 없는 상아질 충치

와동이 없는 상아질 충치의 경우 겉모습은 비슷하지만 법랑질
충치와는 전혀 다릅니다. **와동이 없는 것처럼 보이지만, 실제로
안을 들여다보면 충치가 상아질까지** 진행되었기 때문입니다.
이러한 경우 치아가 건강한 상태로 회복될 수 없으므로 '비가역
적 충치'라고 할 수 있습니다. 따라서 빠른 치료가 필요합니다.

Leal, S. C. "Minimal intervention dentistry in the management of the paediatric patient."
British dental journal 216.11 (2014): 623–627.

치취당인(齒取唐人) 이야기

고려 충렬왕 5년(1279) 일본 가마쿠라 시대의 승려 무주는 불교 설화 사설집을 썼는데, 거기에 '치취당인' 이야기가 있습니다. 그 당시 일본에서 당인은 당나라 사람이 아니라 고려인을 가리킨다고 합니다.

남도(나라)에는 고려인 치과기술자가 있었다. 어느 구두쇠가 충치가 있는 치아를 빼러 갔다. 이를 하나 뽑는 데 2문에 뽑기로 약속을 한 후, 돈이 아까워 다시 1문으로 하자고 하였다. 치과기술자는 간단한 일이라 무료로 해 줄 수도 있으나, 구두쇠의 마음이 괘씸하여 1문으로는 발치를 못하겠다고 했다. 그러자 구두쇠는 3문으로 치아 2개를 뽑아 달라고 했고, 결국 구두쇠는 멀쩡한 치아까지 뽑았다.

구두쇠는 속으로 이득을 봤다고 생각했겠지만, 과연 이득을 본 것일까요?

진료는 물건을 구입하는 행위와는 다른 행위입니다. 질병을 치료하여 몸에 이로운 진료는 진료비를 내는 것이 당연한 일이겠지만, 불필요한 치료로 인하여 건강한 몸이 오히려 해를 입는다면, 아무리 치료비가 저렴하다고 하더라도 실제로 환자의 입장에서는 매우 비싸고 손해를 보는 일인 것입니다.

오히려 불필요한 치료를 받지 않고 돈만 주었다면, 돈은 잃었지만 건강은 유지되었을 텐데, 안 빼도 되는 치아를 빼고 돈도 더 냈다면, 결국 몸도 버리고 돈도 버리는 일이 되는 것입니다.

치과의사학교수협의회와 연구팀. "한국 치과의 역사". 역사공간 ; 2021.

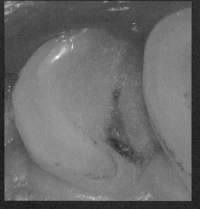
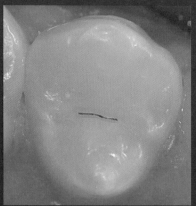
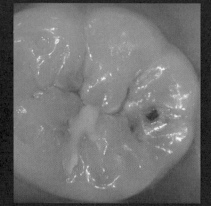

이 중에
하는
몇 개

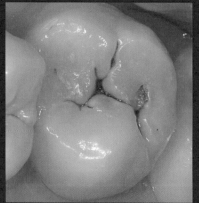
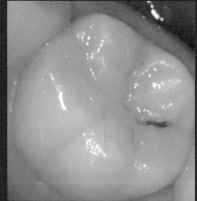

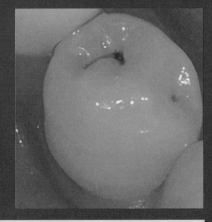
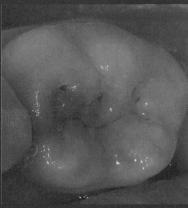

치료해야
충치는
일까요?

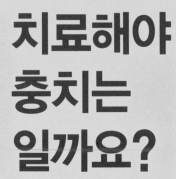
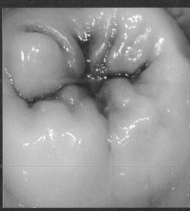
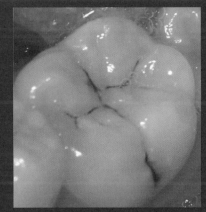
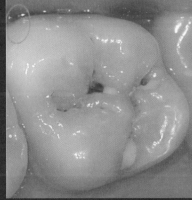

4) 왜 치과마다 "치료해야 한다"는 충치 개수가 다를까요?

충치의 정의에 따르면 앞에서 본 사진들은 모두 충치라고 할 수 있습니다. 하지만 모두 당장 치료해야 하는 충치라고 할 수는 없을 것입니다. 만약 충치를 와동(구멍)이 있는 것만으로 한정한다면, 치과의사들의 판단은 거의 일치할 것입니다.

하지만 와동이 없는 치아의 경우에는 치과의사들마다 치료가 필요한 충치를 진단하는 기준이 각각 다를 것입니다. 치과마다 "치료해야 한다"는 충치 개수가 달라서 당황한 경험, 한 번쯤 있으셨을 것입니다.

이렇듯 치아를 삭제하는 치료를 해야 하는 충치의 진단 기준은 아직 명확하지 않으므로, 정확하고 일관되게 충치를 진단하는 것이 매우 어렵습니다.

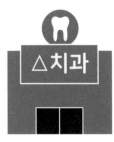

"치료할 충치가 너무 많군요.
최소 10개는 치료해야겠어요."

"제가 봤을 때 치료해야 할
충치는 5개 정도 있네요."

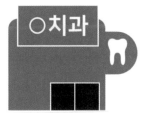

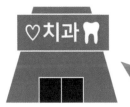

"초기 충치가 여러 개 보이긴 하지만,
드릴로 파서 치료할 정도는 아니에요.
정기적으로 체크해 보고 충치가 더 커
지면 치료하는 것이 좋겠습니다."

충치의 진단기준은 왜 명확하지 않을까요?

충치뿐만 아니라 대부분의 질병은 연속적으로 진행되기 때문에 정상과 질병 사이의 애매한 중간 단계는 언제나 존재합니다. 이러한 단계 때문에 **질병 진단과 치료 시기의 결정이 어려운 경우**가 발생하곤 합니다. 고혈압을 예로 들어볼까요?

혈압계가 없던 시절에 고혈압을 진단하는 것은 매우 어려웠을 것입니다. 하지만 오늘날에는 혈압계로 재는 혈압 수치를 기준으로 고혈압을 진단할 수 있습니다.

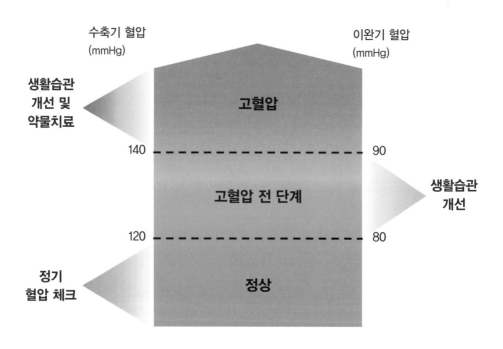

물론 기계적인 수치만으로 고혈압을 진단하기에도 한계는 있습니다. 예를 들어 수축기 혈압이 140mmHg인 환자는 고혈압이지만, 139mmHg인 환자는 고혈압이 아니라고 확정 지을 수 있을까요? 확정 짓기는 어렵지만 객관적 판단에 큰 도움이 됩니다.

충치의 심각한 정도도 혈압처럼 간편하게 재고 숫자로 명확하게 나타낼 수 있으면 얼마나 좋을까요? 오랜 연구를 거쳐 최근에는 '큐레이(Qray)' 같은 의료기기들이 개발되어 사용되기 시작하면서 충치의 정도를 수치로 보여 주어 진단을 도와주는 역할을 하기도 합니다.

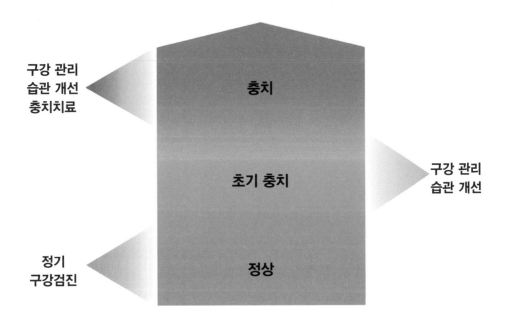

아래 그림에서 보이는 치아 사진은 비교적 명확하게 판별할 수 있는 단계의 충치입니다. 이러한 충치는 대부분의 치과의사들이 동일한 진단을 내릴 것입니다.

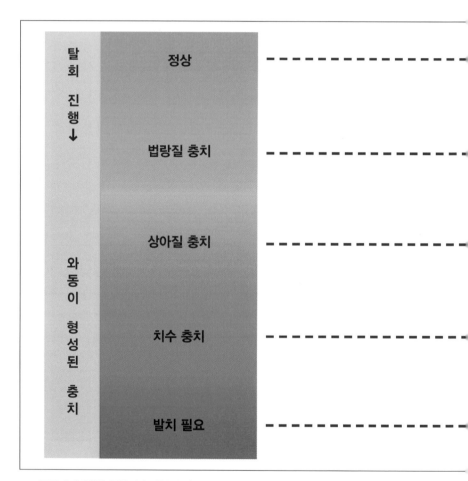

※ 미국치과의사협회지 '충치의 진행 과정'으로부터 각색하여 인용

그러나 각 단계의 중간 부분에 존재하는 충치일 때 치과의사들의 진단이 달라집니다. 이렇게 진단이 애매할 때 큐레이와 같은 기기들이 도움이 될 수 있을 것입니다.

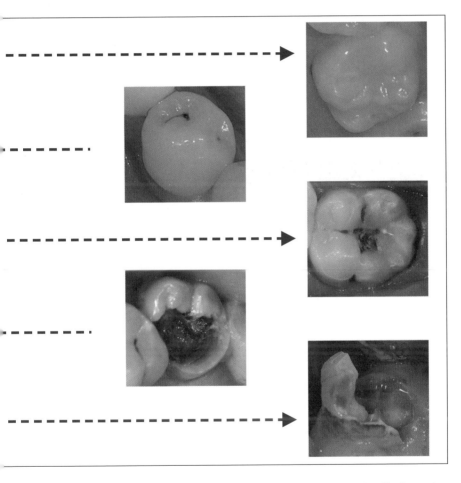

Young, Douglas A., et al. "The American Dental Association caries classification system for clinical practice : a report of the American Dental Association Council on Scientific Affairs." The Journal of the American Dental Association 146.2 (2015) : 79-86.

큐레이(Q-ray)란?

인체에 무해한 푸른 가시광선을 이용하여 치아에 탈회가 일어나 무기질이 빠져나간 부위나 세균이 침착되어 있는 부위를 확인할 수 있는 장비입니다. 충치뿐만 아니라 치면세균막, 치석, 금이 간 치아를 쉽게 찾아낼 수 있습니다.

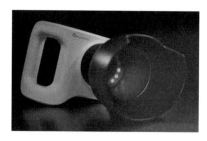 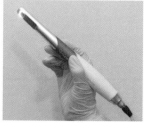

사진 출처 : (주)아이오바이오(www.aiobio.co.kr)

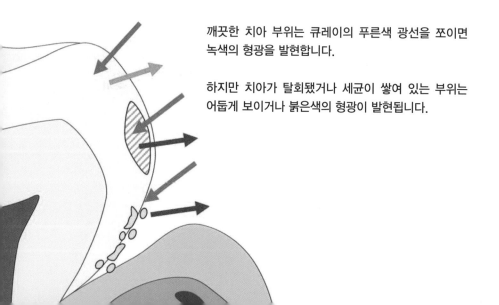

깨끗한 치아 부위는 큐레이의 푸른색 광선을 쪼이면 녹색의 형광을 발현합니다.

하지만 치아가 탈회됐거나 세균이 쌓여 있는 부위는 어둡게 보이거나 붉은색의 형광이 발현됩니다.

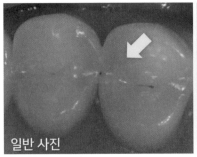
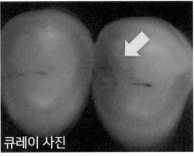

일반 사진에서는 충치를 확인하기 힘들지만, 오른쪽 큐레이 사진에서는 충치가 있는 부위의 치아가 어둡게 보이고, 부분적으로 세균에 의한 붉은 형광이 나타나기도 합니다.

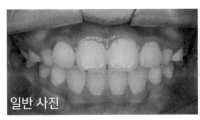
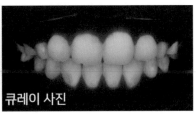

일반 사진, 즉 눈으로만 보면 깨끗한 치아처럼 보이지만, 오른쪽 큐레이 사진에서는 양치가 깨끗하게 되지 않아 세균이 침착된 것을 붉은 형광을 통해 확인할 수 있습니다.

Kim ES, et al. "A new screening method to detect proximal dental caries using fluorescence imaging." Photodiagnosis and photodynamic therapy 20. (2017) : 257-262.

충치의 진행 정도,
수치로 확인 가능할까요?

큐레이의 장점은 눈으로만 확인하는 것뿐만 아니라 촬영된 형광 영상을 이용해 충치의 심각한 정도를 수치로도 보여 준다는 것입니다. 큐레이 전용 분석 소프트웨어를 이용하면 아래 사진처럼 **어두운 형광** 또는 **붉은 형광**, 두 종류의 형광 영상 정보를 분석할 수 있습니다.

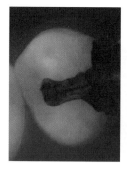 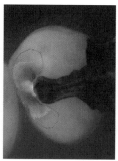

White Spot1		
ΔF	-22.3	[%]
ΔFmax	-47	[%]
ΔQ	-21172	[%.Px]
WS Area	951	[Px]
ΔR	39.2	[%]
ΔRmax	83	[%]
RF Area	571	[Px]

어두운 형광은 ΔF 수치로 나타나는데, 무기질이 빠져나간 정도를 의미합니다. **붉은 형광**은 세균의 활성도를 나타내는 ΔR 수치로 나타나며, 수치가 증가할수록 오랜 시간 동안 세균이 머무르고 있다는 것으로 해석할 수 있습니다.

Kim ES, et al. "A new screening method to detect proximal dental caries using fluorescence imaging." Photodiagnosis and photodynamic therapy 20. (2017) : 257–262.

충치가 진행됨에 따라서 치아의 큐레이 형광 영상도 변화하는 것을 확인할 수 있습니다. 아래 그림 예시처럼 충치의 진행 정도에 따라 ΔF 및 ΔR 수치는 달라집니다.

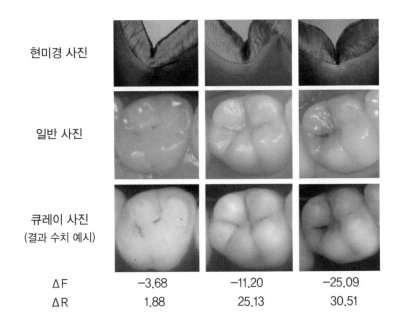

	현미경 사진	일반 사진	큐레이 사진 (결과 수치 예시)
ΔF	−3.68	−11.20	−25.09
ΔR	1.88	25.13	30.51

이러한 수치를 기반으로 충치의 활성도 및 진행 속도를 확인할 수 있습니다. 만약 며칠 후 검사에서 수치가 변하지 않는다면 정지된 충치라고 판단하여 치료 시기를 늦추거나 유지 관리를 통해 자연치아를 보호할 수 있는데, 이를 위해서는 정기검사가 필수입니다.

Jung, Eun-Ha, et al. "Development of a fluorescence-image scoring system for assessing noncavitated occlusal caries." Photodiagnosis and photodynamic therapy 21 (2018) : 36-42.

충치가 진행되는 속도는
사람마다 다릅니다.

"첫째 아이는 충치가 잘 안 생겼는데,

둘째 아이는 충치가 너무 잘 생기는 것 같아요.

같은 배에서 나온 형제인데, 왜 그런 건가요?"

충치가 발생할 가능성이나 진행되는 속도는 개인의 구강 관리 습관, 식습관, 생활 환경에 따라서 다양합니다. 그래서 어떤 분들은 충치가 생겨도 수십 년에 걸쳐 서서히 진행되기도 하고, 또 어떤 분들은 수개월 만에 급격히 진행되기도 합니다.

"그렇다면 충치가 잘 생기는 사람은

어떤 특징을 가지고 있을까요?"

대표적인 특징을 몇 가지 소개해 드리겠습니다.

- 이미 상아질까지 진행된 충치를 경험한 적이 있다.
- 최근 3년 이내에 충치치료를 받은 적이 있다.
- 흰색 반점이 보이는 치아들이 있다.
  (충치 초기 단계일 수도 있습니다.)

- 하루 4번 이상 간식을 먹는다.
- 씹는 면에 깊은 홈이 있는 치아들이 있다.
- 침이 잘 나오지 않아 입이 자주 마른다.
- 교정장치를 장착하고 있다.

> 붉은색으로 표기된 특징에 해당되는 경우, 즉 충치 경험이 많을수록 또다시 충치가 생길 수 있는 위험도가 높습니다.

Kim, Baek Il. "Korean caries management by risk assessment (K-CAMBRA)." The journal of the Korean dental association 52.8 (2014) : 456-463.

충치라고 해서 다 같은 충치가 아닙니다!

충치는 단순히 찾아낸다고 해서 진단이 끝나는
것이 아닙니다. 아래처럼 여러 과정을 거쳐야
진정한 '진단'이 가능하고, 그 후에 비로소 치료가
필요한가를 결정할 수 있게 됩니다.

1단계 : 탐지
　　－ 충치를 찾아냄

2단계 : 활성도 평가
　　－ 충치가 진행 중인지 혹은 정지되었는지 판단

3단계 : 진행 속도 평가
　　－ 충치의 진행이 빠른지 혹은 느린지 판단

오른쪽 홍길동 님(가상의 충치 환자)의 사례는 바람직한 예시입니다. 주치의 치과를 정해서 정기적으로 구강 상태를 체크하면 나에게 꼭 필요한 충치치료를 받을 수 있습니다.

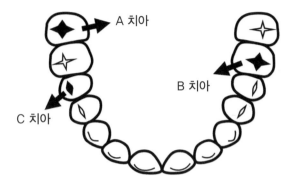

〈홍길동 님의 치아〉

A 치아

B 치아

C 치아

1단계 : 치과 검진에서 총 3개의 충치(A, B, C 치아)가 발견되었습니다.

2단계 : A 치아는 충치가 3년째 진행되지 않아 정지된 충치로 판단되었습니다. 그래서 A 치아는 삭제 치료를 하지 않고 앞으로 치과 검진 때마다 계속 지켜보기로 했습니다. B, C 치아는 충치가 계속 진행되고 있었습니다.

3단계 : B, C 치아 모두 충치가 진행되었지만 B 치아는 충치가 상아질까지 진행되어 빠른 진행성 충치로 판단되었고, 빠른 시일 내에 치아 삭제 치료 예약을 했습니다. 이에 비해 C 치아는 아직 법랑질 충치에 해당되어 느린 진행성 충치로 판단했고, 다음 내원 때 다시 상태를 확인하기로 하였습니다.

진료실 이야기 3
돈만 버리는 이야기, 돈 버리고 몸도 버리는 이야기

"안 해도 되는 치료는 100원도 비싼 치료입니다."

TV 광고를 보다가 꼭 필요하지 않은 물건을 사고는 후회한 적이 많습니다. 한쪽 구석에서 먼지가 쌓여 있는 그 물건들을 볼 때마다 괜히 샀다는 생각을 많이 합니다. 그건 결국 돈만 버리게 된 것입니다.

돈만 손해를 봤어도 속이 쓰린데, 만일 돈 버리고 몸까지 버리는 손해를 본다면 얼마나 더 속이 쓰릴까요?

앞에서 소개한 치취당인의 이야기는 현재도 진행 중인 경우가 많습니다. 법랑질 충치 치아가 4개, 상아질 충치 치아가 2개라고 진단하고, 1개 10만 원씩, 2개 치료비가 20만 원 든다고 설명을 했지만, 결국 1개 치료비가 7만 원인 곳에서 6개를 치료받고 42만 원을 지불한 환자가 있었습니다.

삭제하지 않아도 되는 치아 4개를 더 삭제했지만 저렴하게 치료를 받았으니 좋은 걸까요? 이런 일을 볼 때마다 돈 버리고 몸도 버리는 경우가 아닌가 하는 생각이 들지 않을 수 없습니다.

또다른 사례로, 환자분이 발치할 치아가 2개였는데 임플란트가 저렴하다고 해서 치아 4개를 발치하고 임플란트를 한다든지, 근관치료(신경치료) 하나와 충전치료 2개가 필요한데, 근관치료 3개를 받고 크라운 치료를 받는 경우도 있었습니다. 임플란트나 크라운이 저렴하다고 해서 치료를 잘 받았다고 생각할 수도 있지만, 실제로는 안 해도 되는 치료를 받은 것일 수도 있는 겁니다.

충치치료도 마찬가지입니다. 상아질 충치는 빨리 치료를 해야 하고, 법랑질 충치는 치아를 삭제하지 말고, 가능한 한 치질을 놔두고 살려두는 치료로 해야 하는데, 레진이나 인레이 충전치료비가 저렴하다고 법랑질 충치까지 치아를 삭제해서 메워 주는 충전치료를 더 많이 하게 되는 것은, 결국 몸 버리고 돈도 버리는 일입니다.

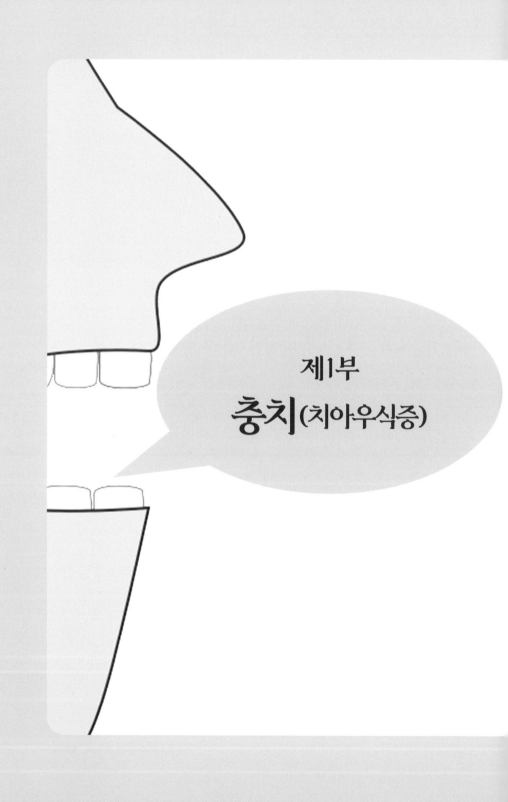

제1부
충치(치아우식증)

2. 충치의 치료 방법

충치 진행 단계에 따른 치료법

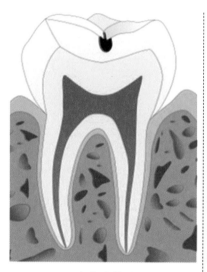
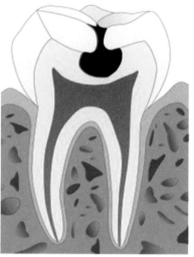

법랑질 충치
치아 바깥 층인 법랑질에서
발생하는 초기 충치 상태

상아질 충치
법랑질의 안쪽 층인
상아질까지 진행됐지만
치수(신경)는 감염되지 않은 상태

치아를 삭제하지 않고
예방치료 및 정기검진을
시행합니다.

(불소 도포, 치면세균막 관리 등)

※ 진행 가능성이 높은 충치의 경우에는 법랑
질 부위만 최소한으로 삭제하는 예방적 충
전치료를 시행합니다.

치수는 보존하면서
충치 부위는 삭제하고
삭제된 부위를 충전하는
치료를 시행합니다.

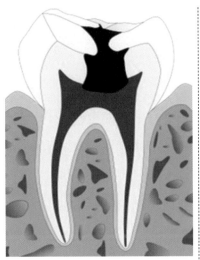

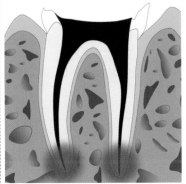

치수 충치

충치가 상아질 안쪽까지
진행되어 신경의 감염이 시작된 상태

발치가 필요한 충치

신경이 완전히 감염되고
치아가 파괴되어 형태가
남아 있지 않은 상태

충치 삭제와 함께
감염된 치수를 제거하는
신경치료를 시행합니다.
이후 치아를 보호하기 위해
크라운을 씌워 줍니다.

치아를 더 이상 살릴 수
없는 경우 발치를 한 후
치아를 대체하기 위한
보철치료를 진행합니다.
(브릿지, 임플란트, 틀니)

정확한 진단이 어려운 경계 부위의 치료 이야기

정확한 진단이 어려운 애매한 경우에는 가능한 보존적인 치료를 선택하는 것이 유리합니다.

적절한 치료를 위해서는 정확한 진단이 필요합니다. 확실한 진단이 나오는 경우에는 그 진단에 맞게 치료를 진행하면 됩니다. 하지만 충치의 진행이 연속적인 과정이다 보니 중간의 애매한 부위가 생깁니다. 확실하게 발치를 해야 하는 치아라면 고민이 없겠지만 발치를 해야 할지, 신경치료로 가능할지 애매한 경우가 있습니다.

이런 경우 개인의 선택에 따라 치료 계획을 세웁니다. 나중에 다시 치료받는 고생이 싫어서 바로 발치를 선택할 수도 있고, 나중에 발치를 하게 되더라도 일단 신경치료를 받고 사용해 보는 것을 선택할 수도 있습니다.

치료를 받는 횟수와 진료비가 더 증가할 수 있겠지만, 자연치아를 아끼기 위해 발치를 하는 것보다는 최대한 미루는 것이 좋을 것 같습니다. 어차피 한번 발치하고 나면 뒤로 되돌릴 수 없으니, 최대한 발치를 늦췄으면 하는 겁니다.

앞에서 이야기한 것처럼 각 치료 단계의 중간에 애매한 경우에는 환자와 치과의사의 상황과 요구에 맞게 치료 방법을 선택할 수밖에 없습니다.

상아질 충치치료와 신경치료의 진단이 애매한 경우에도 일단은 충치치료를 먼저 하고, 경과를 살펴보는 것이 좋을 것 같습니다. 충치치료 후 잘 안 된다면 나중에라도 신경치료를 할 수 있지만, 한번 신경치료를 하고 나면 뒤로 되돌릴 수 없기 때문입니다.

법랑질 충치와 상아질 충치의 애매한 경계도 마찬가지입니다. 치아를 깎아서 메워 주는 충전치료는 좀 미루고, 자연치아의 보존을 우선으로 해 보는 것이 불필요한 치료를 막는 일이 될 것 같습니다. 상아질 충치가 조금 더 진행되면, 그때 상아질 충치치료를 하면 됩니다.

충치치료에서의 최고 목표는 내 치아를 최대한 오래 사용하는 것이므로, 비가역적인 치료는 가능한 뒤로 미루는 것이 좋습니다.

1) 법랑질 충치
치료해야 할 때와 하지 않아도 될 때

치아의 가장 바깥에 있는 법랑질까지만 진행된 경우
충치가 있어도 통증을 느끼지 못합니다.

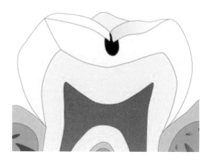
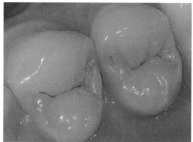

초기에는 아프지 않아서 적절한 관리를 하지 못하다가 갑자기
충치가 커져서 상아질 충치로 진행된 경우도 상당히 많습니다.

초기 충치는 관리를 잘 하면 회복될 수 있습니다.

그렇기 때문에 곧바로 삭제 치료를 진행하지 않고 꾸준한 예방 치료와 관리를 통해 충치 진행을 방지하면서 지켜보는 것이 필요합니다.

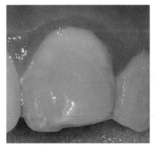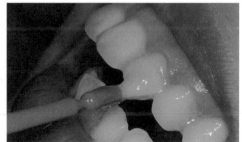

정지 충치인지 급격히 진행하는 충치인지를 확인하기 위해 치아 삭제 치료를 바로 하는 것보다는 정기적으로 치과를 방문하여 검진 및 관리를 해 주는 것이 필요합니다.

법랑질 충치는
언제 치료해야 하나요?

앞에서 설명한 것처럼 충치 진단 자체가 어렵기 때문에
치료 시기와 방법을 결정하는 것도 매우 어렵습니다.
그렇다면, **충치 진행 단계를 판단하기 모호한 경우**에는
어떻게 치료 방법을 결정해야 할까요?

무엇보다 우선시 해야 할 것은 자연치아를
최대한 오래 살리는 것입니다.

예를 들어, 풍치(치주염) 때문에 치아가 약간 흔들리는 경우에
는 바로 발치를 하지 않습니다. 치주치료를 통해 되도록 오
랫동안 자연치아를 깨끗하게 관리하면서 사용하다가 발치가
꼭 필요해진 경우에 하는 것이 최대한 자연치아를 오래 살리
는 방법입니다.

충치치료도 마찬가지입니다. 충치를 제거하는 과정에서 주변의 정상적인 부분도 일부는 어쩔 수 없이 깎여 나가게 됩니다.

치아를 한번 삭제하면 절대 원상태로 되돌릴 수 없습니다. 그렇기 때문에 '내 치아'를 최대한 살리기 위해서는 치아를 삭제하는 치료에 대해서도 보수적이고 신중하게 접근해야 합니다.

결국 초기 충치의 경우는 가능한 한 드릴로 갈아내지 않고 재광화 치료를 하면서 다시 정상 상태(가역적 상태)로 만들거나 진행성 충치를 정지된 충치로 만들어야 내 치아를 더 오래 쓸 수 있습니다.

충치는 빨리 치료하는 게 좋은가요?

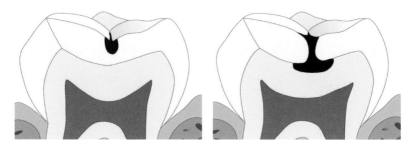

1mm도 안 되는 법랑질 충치   상아질 충치

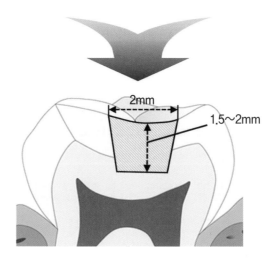

"충치를 제거하고 때우기 위해(충전하기 위해) 깎아내야 하는
최소한의 치아의 양은 작은 충치나 큰 충치나 똑같습니다.
작은 충치라고 조금 깎는 게 아닙니다."

**"상아질 충치는 빨리 치료할수록 좋지만,
법랑질 충치는 바로 치아를 삭제하는 치료를
하기보다는 우선 지켜보는 것을 추천합니다."**

1mm도 안 되는 충치를 치료하더라도 삭제해야 하는 치아의 양은 상당합니다. 심지어 충치가 닿지 않은 상아질까지 삭제해야 합니다. 충치가 작다고 치아를 조금만 삭제해서 수복물을 얇게 만들면 쉽게 깨지거나 빠져 버릴 수 있기 때문입니다.

게다가 수복물은 평생 쓰는 것이 아닙니다. 아무리 좋은 재료를 쓰더라도 10년을 넘기기 힘듭니다. 수복물의 수명이 다하면 새로운 수복물로 교체하기 위해 치아를 더 많이 깎아내야 합니다. 그렇기 때문에 꼭 필요하지 않은 경우에는 치아를 삭제하는 치료를 빨리해서 좋을 것이 없습니다.

충치가 조금 더 커질 때까지 관리를 잘해서 정지가 된다면 계속 지켜보며 기다리기만 해도 됩니다.

정지된 충치

구강 관리가 잘 되면 법랑질 충치는
정지된 충치가 될 수 있습니다.

오른쪽 사진은 2017년 치과에 내원한 한 학생의 치아입니다. 입 안을 확인해 보니 **아랫니 3개의 영구치**(작은 어금니 2개와 큰 어금니 1개)에서 까맣게 초기 충치가 발견되었습니다.

하지만 곧바로 치료를 하지는 않았습니다. 이후 정기적으로 치과에서 상태를 지켜보며 양치질과 구강관리법 교육도 진행했습니다. 그러자 4년 이상이 지나도록 3개의 어금니 모두 충치가 심각해지지 않았습니다. 가장 최근인 2021년 사진에서도 보이듯 여전히 치료가 필요한 상태는 아니었습니다.

수복물의 수명이 4년이라고 가정했을 때, 만약 발견한 당시 치아를 깎고 충치치료를 했다면 현재는 수복물을 교체할 시기가 되었을 겁니다. 교체 시에는 치아를 더 깎아내고 더 큰 수복물로 충전했겠지요. 그에 비하면 정지된 충치로 남아 있는 치아들은 아주 건강하게 유지되고 있다고 할 수 있습니다.

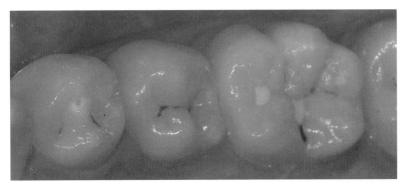

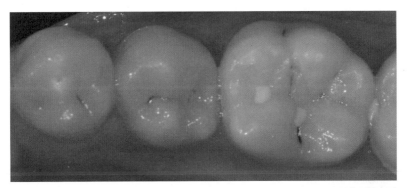

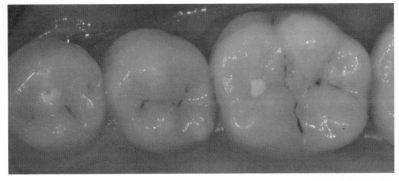

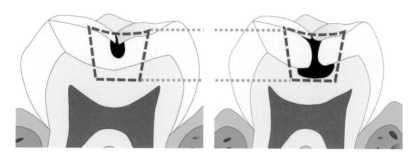

초기 충치의 크기에 비해 삭제해야 하는 치아의 양은 너무 많습니다.
충치가 조금 더 진행되어도 삭제해야 하는 치아의 양은 동일합니다.

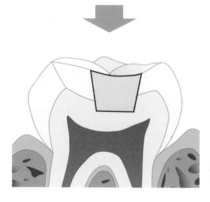

치료를 한 뒤 수복물이 상아질 층까지
충전된 모습입니다.

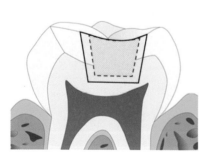

수복물의 수명이 다하면 치아를 추가로
삭제하고 새로운 수복물을 충전해야 합
니다.

수복물의 수명은 종류에 따라 길게 수년에서
짧게는 수개월 정도로 알려져 있습니다.

수복물이 손상되거나 치아와의 틈새에 충치가 생기면
수복물을 떼어내고 치아를 추가로 삭제해서
새롭게 충전해 주어야 합니다.

**따라서 초기 충치일 때부터 수복물로 충전 하는 것은
곧 치아의 수명을 단축시키는 것입니다.**

작은 충치가 최소한의 수복물의 크기 정도만큼 진행될 때까지는 최대한 진행을 늦추거나 멈추게 만들어 주는 시도를 먼저 해 보는 것이 중요합니다.
그럼에도 진행이 계속된다면 그때 치료를 해도 늦지 않습니다. 어차피 치아의 삭제량은 같기 때문에 더 손해볼 일이 없습니다.

빠른 치료가 필요한
법랑질 충치도 있습니다!

양치질을 잘 하지 못해 치면세균막이 많이 쌓여 있는 분들, 교정 장치 주위의 치면세균막이 제거가 잘 되지 않는 분들, 간식을 즐겨먹는 어린이들 등 여러 위험 요인들로 인해 충치가 빠르게 진행될 우려가 있는 분들은 **법랑질 충치라도 초기에 치료를 해 주는 것이 더 좋은 경우도 있습니다.**

이러한 경우에는 방치해서 충치가 더 커지고 치아를 더 많이 삭제하는 것보다는 조금만 삭제하는 치료를 빨리해서 충치가 더 진행되는 것을 막아 줘야 합니다.

조기 치료가 필요하다고 판단되면
충치가 생긴 법랑질 층을 최대한 적게 삭제하고
레진이나 G.I.라는 재료로 수복을 하게 됩니다.

충치치료는 사람에 따라서 고려해야 할 것들이 많습니다. 그래서 자신의 구강 상태에 대해 가장 잘 알고, 수시로 검진을 해줄 수 있는 치과 주치의가 있는 것이 좋습니다.

그러면 여러분 개개인의 구강 상태, 생활 환경에 따라 보다 적절한 치료를 받으실 수 있습니다.

가장 중요한 것은 초기 단계의 충치가 발견되었다면 가능한 한 검진을 자주 받으면서 충치가 더 커지는지 유지되는지 상태를 지켜보는 것입니다!

**충치가 빠르게 진행될 위험이 크다고
판단되면 초기 충치를 긁어내고
실란트 대신 레진으로 얇게 덮어 주는
치료를 하기도 합니다.**

오른쪽 사진은 한 초등학생의 치아 사진입니다.
맹출된 지 6개월도 안 된 영구치(작은 어금니)에 초기 충치가 발견
되었습니다. 만 11세에 불과한 것을 고려하면 이 충치는 심각한
충치로 진행될 가능성이 높다고 판단됐습니다. 갓 맹출한 치아
는 산에 취약하고 덜 성숙되어 충치 진행이 빠르기 때문입니다.

관리가 안 되어 진행 속도가 빠른 법랑질 충치는
지켜보는 것보다는 '예방적 충전법'으로 치료합니다.
법랑질을 최소한으로 삭제하고 충전하는 치료 방법입니다.

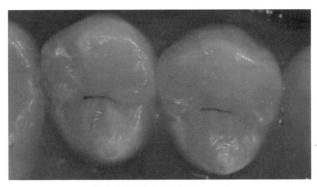

법랑질 충치가 생겨 있는 모습

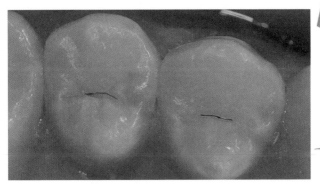

충치를 최소한으로 긁어낸 모습

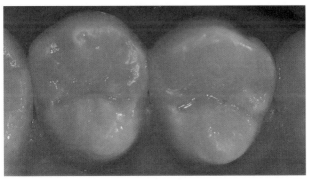

레진을 얇게 덮어 주는 '예방적 충전치료'를 완료한 모습

예방적 충전이란?

치아의 법랑질에만 있는 깊고 좁은 홈에 생긴
초기 충치를 치료하는 방법입니다.

특히 충치 발생의 위험이 높은 경우
더 진행되기 전에 미리 예방적으로
실란트와 유사하게 레진으로 때우게 됩니다.

일반적인 레진 충전치료와는 달리
치아를 최소한으로 삭제하고
자연치아를 보존할 수 있는 치료방법 중 하나입니다.

실란트(치아 홈 메우기)

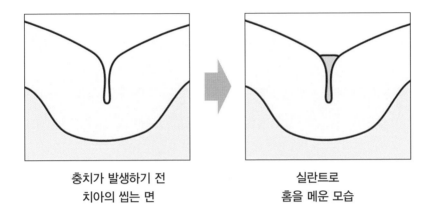

충치가 발생하기 전
치아의 씹는 면

실란트로
홈을 메운 모습

예방적 충전치료

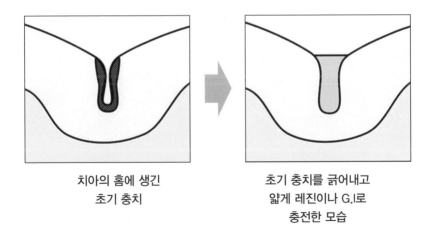

치아의 홈에 생긴
초기 충치

초기 충치를 긁어내고
얇게 레진이나 G.I로
충전한 모습

2) 상아질 충치

상아질 충치는 빨리 치료하는 것이 좋다!

충치가 상아질에 닿으면 진행되는 속도가 아주 빨라집니다.
충치가 깊어지면 뜨겁고 찬 음식, 단 음식을 먹을 때
시린 증상이 나타날 수 있습니다.

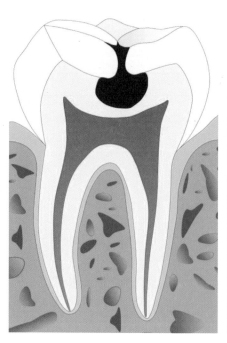

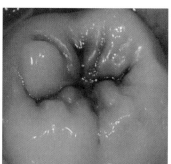

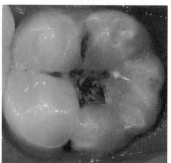

상아질 충치는 거의 대부분 점점 더 진행해서 신경까지 가게 되기 때문에 빨리 치료하는 것이 좋습니다. 상아질 충치는 치료하지 않으면 더 심해질 수 있으므로 충치가 생긴 부분을 모두 긁어내고 충전치료를 하게 됩니다.

충전치료 재료는 치아 색이 나는 레진으로 때우거나, 부위가 넓은 경우는 금이나 세라믹 재료로 충전하기도 합니다.

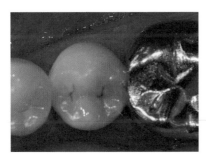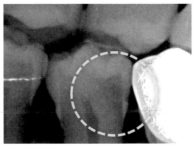

금니와 맞닿은 치아에서 상아질까지 충치가 생긴 모습

상아질 충치가 치아 사이에 생기면 눈에 잘 띄지 않아 치료가 늦어집니다. 심지어 치아 사이는 법랑질도 얇아 상아질 충치로 빠르게 진행되게 됩니다. 따라서 치수 충치로 더 진행하기 전에 인레이 치료가 필요합니다.

충치치료 과정

1) 레진 또는 G.I. 충전

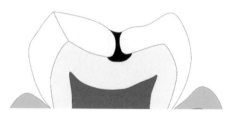

① 치아의 씹는 면에 생긴 충치

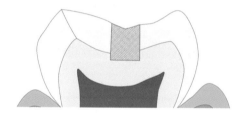

② 충치가 있는 부분을 모두 제거합니다.

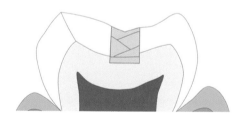

③ 충치가 제거된 부위를 메워 줍니다.

※ 레진의 경우, 재료가 단단하게 굳으면서 수축될 수 있기 때문에 여러 층으로 분할 해서 서서히 쌓아 주는 방식으로 충전합니다.

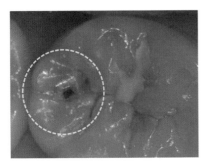

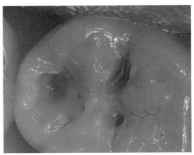

구멍은 없지만 치아 내부에
검게 비쳐 보이는 충치

법랑질 층을 제거했지만
여전히 남아 있는 충치

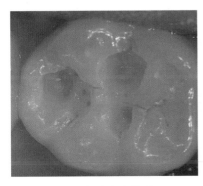

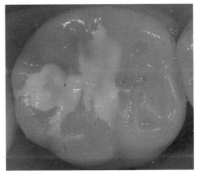

완전히 제거된 충치

G. I로 충전된 모습

구멍은 없지만 치아 안쪽으로 그림자처럼 검은 얼룩이 비쳐 보
입니다. 법랑질 부분의 충치를 제거했지만 안쪽으로 여전히 충
치가 검게 보여 상아질 충치로 진단되었습니다.

※ 상아질은 법랑질에 비해 매우 약한 조직이기 때문에 상아질까지 진행된 충치는
더욱 빠르게 진행됩니다. 그래서 상아질 충치는 치료를 최대한 서둘러야 합니다.

충치치료 과정

2) 인레이

충치가 비교적 넓거나 깊은 경우 충치를 제거한 부위의 치아 모형을 본떠 레진, 금, 세라믹 같은 충전물을 제작하여 부착합니다.

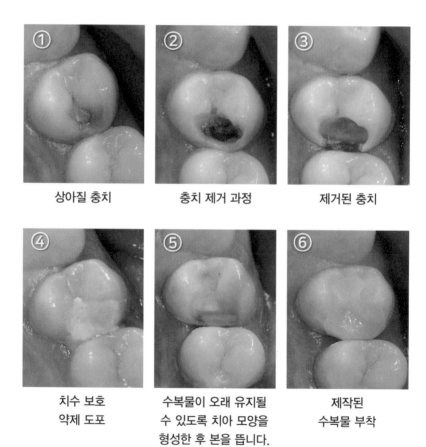

① 상아질 충치	② 충치 제거 과정	③ 제거된 충치
④ 치수 보호 약제 도포	⑤ 수복물이 오래 유지될 수 있도록 치아 모양을 형성한 후 본을 뜹니다.	⑥ 제작된 수복물 부착

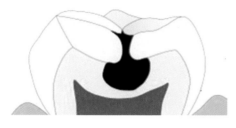

치아의 씹는 면에 생긴 충치

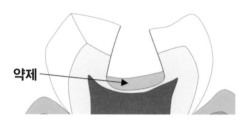

약제

충치가 있는 치아 부분을 모두 제거하고 약제를 도포합니다.

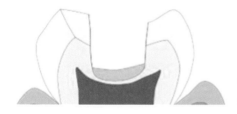

수복물이 오래 유지될 수 있도록 치아의 모양을 형성합니다.

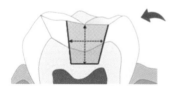

제거된 부분을 본떠 삽입할 수복물을 제작합니다.

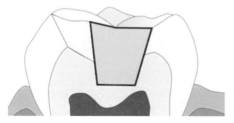

제작된 수복물을 삽입하고 단단하게 부착합니다.

인레이 재료의 종류와 특징

금

- 삭제해야 하는 치아의 양이 세라믹보다 적습니다.
- 씹는 힘에 의해서 자연스럽게 치아의 형태에 맞춰 변형되므로 잘 깨지지 않습니다.
- 색상이 치아와 달라 눈에 잘 보일 수 있습니다.

레진

- 치아 색상과 유사하므로 심미성이 좋습니다.
- 오래 사용할 경우 변색이 될 수 있습니다.
- 강도는 금나 세라믹에 비해 떨어지므로 충치 부위가 클 경우 사용하기 어렵습니다.

세라믹

- 치아 색상과 유사하므로 눈에 잘 띄지 않습니다.
- 열에 의한 모양의 변형이나 마모가 가장 적습니다.
- 삭제해야 하는 치아의 양이 가장 많습니다.

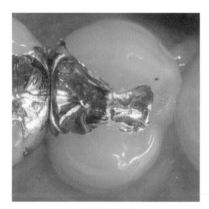

금 인레이

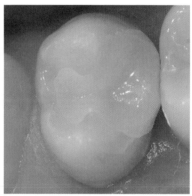

레진 인레이

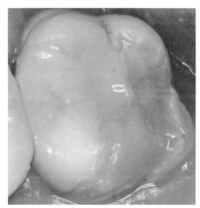

세라믹 인레이

인접면 충치

옆 치아와 맞닿는 부위에 생기는 충치입니다. 옆 치아에 가려져 있기 때문에 씹는 면부터 충치를 제거해야 하므로 치아 삭제량이 많습니다. 또한 눈에 잘 띄지 않고 씹는 면에 비해 법랑질이 얇아 상아질 충치로 금방 진행되므로 정기검사를 통한 조기 발견이 중요합니다.

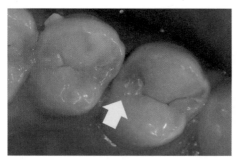
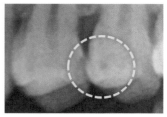

치아 옆 부분에 검은 얼룩이 보입니다. 방사선 사진에도 검게 충치가 보입니다.

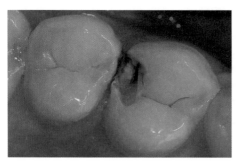
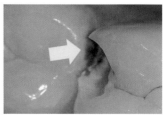

충치를 제거 중인 모습. 측면에서 보니 옆 치아의 인접면에도 충치가 있습니다.

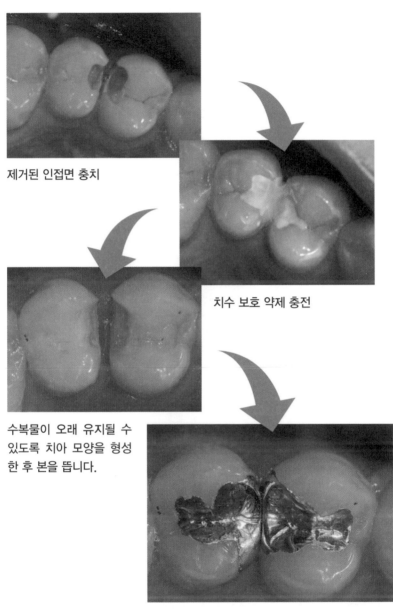

제거된 인접면 충치

치수 보호 약제 충전

수복물이 오래 유지될 수
있도록 치아 모양을 형성
한 후 본을 뜹니다.

수복물 부착

치수 충치

충치가 치수까지 진행되면 음식을 먹지 않을 때,
심지어 자는 동안에도 엄청난 통증이 느껴질 수 있습니다.

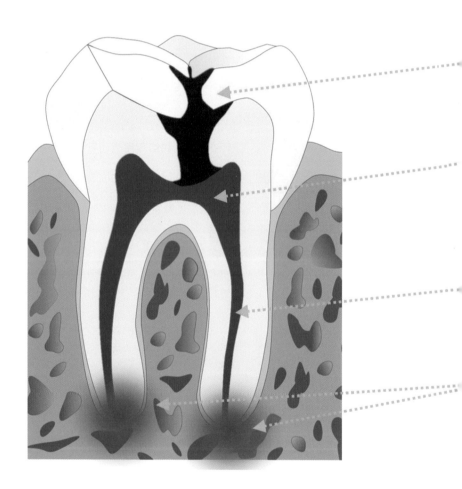

치수에 감염을 일으키는 일반적인 원인은 세균이며,
세균은 충치나 갈라진 틈을 통해 치수와 근관으로 들어가
치아를 파괴합니다.

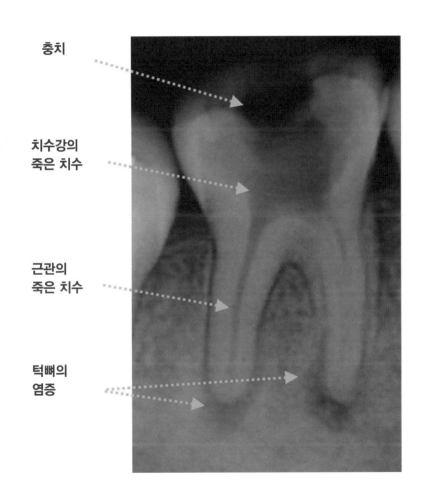

충치

치수강의
죽은 치수

근관의
죽은 치수

턱뼈의
염증

3) 근관치료(신경치료) 과정

근관치료의 치료 과정은?

세균에 감염되기 시작한 치수는 되돌릴 수 없습니다.

그래서 결국 세균에 감염된 치수 부위를 제거해야만 합니다.
(보통 신경치료가 신경을 제거하는 치료라고 알고 계신 분들이 많지만,
그보다는 '세균과 염증'을 제거하는 치료라는 것이 더 맞는 표현입니다.)

그 후에는 치아 안으로 다시 세균이 들어가지 못하도록
내부 공간을 꼼꼼하게 밀봉해 주어야 합니다.

이러한 전반적인 과정을 통틀어
"신경치료(근관치료)"라고 합니다.

신경치료는 크게 5단계로 분류됩니다.
이 과정은 약 4~5주 소요되며,
치과에는 5~7회 정도 방문해야 합니다.

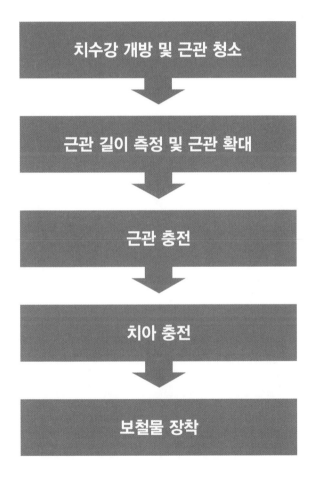

치수강 개방 및 근관 청소

근관 길이 측정 및 근관 확대

근관 충전

치아 충전

보철물 장착

1단계 : 치수강 개방 및 근관 청소

충치를 모두 제거하고 윗부분에 구멍을 만듭니다.

(치아의 신경인 치수가 있는 치아 내 공간을 치수강이라고 합니다.)

치수에 신경섬유가 살아 있어 생길 수 있는 통증을 막기 위해 국소마취제를 사용합니다.

부패된 치수 찌꺼기와 세균을 제거하기 위해서 여러 개의 파일(File)과 약제를 이용합니다.

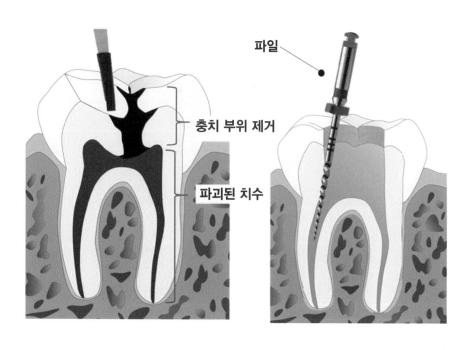

파일

충치 부위 제거

파괴된 치수

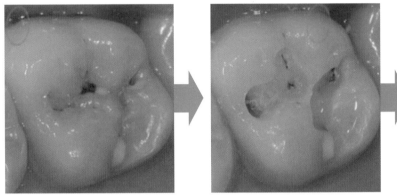

충치 제거 전

충치 제거 중 발견된
깊은 인접면 충치

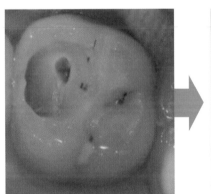

인접면 충치 제거 중
노출된 치수

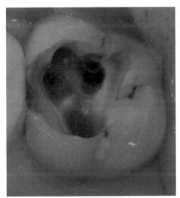

치수강 개방

2단계 : 근관 길이 측정 및 근관 확대

정확한 근관 충전을 위해 근관 길이 측정 기계를 이용합니다. 측정된 길이만큼 근관을 확대시켜 주어 세균을 줄이고, 근관 충전을 용이하게 할 수 있도록 합니다. 근관이 아주 좁거나 굴곡이 심한 경우 여러 번에 걸쳐 치료합니다.

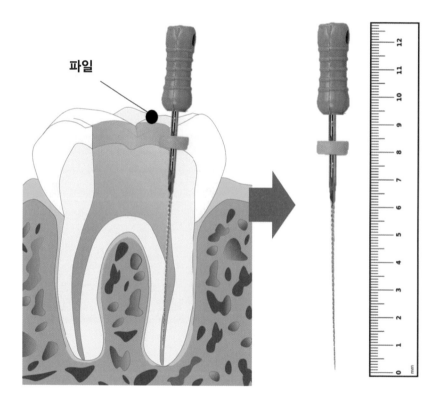

파일

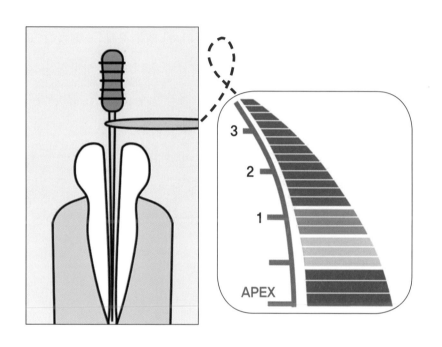

위 그림처럼 파일이 근관 끝까지 들어간 경우의 길이를

알아야 완벽하게 근관을 충전할 수 있으므로

근관의 길이를 측정할 수 있는 특수한 장비를 사용합니다.

3단계 : 근관 충전

치아 안에 빈 공간이 있으면 조직액이 빈 공간으로 스며들어 고인 물이 되고, 또다른 세균 감염의 원인이 됩니다. 독성물질은 치아 뿌리 끝으로 다시 나와 뼈에 더욱 심각한 염증을 일으킵니다.

치아에 빈 공간을 채우기 위해 '거타퍼챠'라는 재료에 특별한 액상 시멘트를 묻힌 다음 치아 뿌리 끝까지 꽉 끼워 넣습니다. 치아 뿌리 끝 구멍이 완전히 밀봉되도록 단단히 밀어 넣습니다.

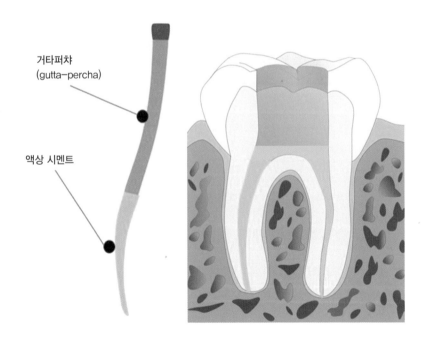

거타퍼챠
(gutta-percha)

액상 시멘트

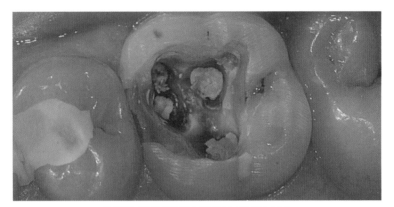

충전된 치아 뿌리를 위에서 바라본 모습

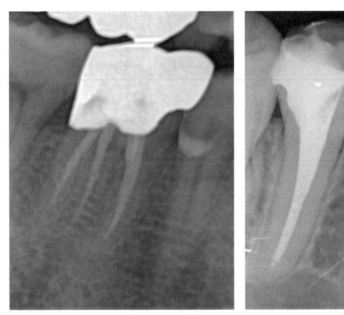

치아 뿌리 끝까지 충전된 치아의 방사선 사진

4단계 : 치아 충전

충전된 치아 뿌리 위의 빈 공간은 단단한 재료로 메워 줍니다.
보철물을 장착하기 전 치아가 잘 깨지지 않게 채워 주는 단계입
니다.

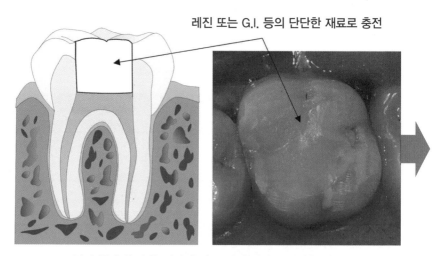

레진 또는 G.I. 등의 단단한 재료로 충전

치아 뿌리 충전 후 치아의 빈 공간에 레진으로 때운 모습

※ 주의 : 신경의 제거가 완료되면 통증이 사라지는데,
통증이 멎었다고 해서 치료가 끝난 것이 아닙니다.

5단계 : 보철물 장착

신경이 사라진 치아는 치아에 혈액과 영양 공급이 되지 않아
푸석푸석해지고 깨지기가 쉽습니다. 따라서 치아 충전 후에는
크라운 치료를 통해 약해진 치아를 보호해 주어야 합니다.

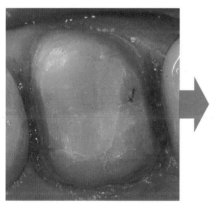 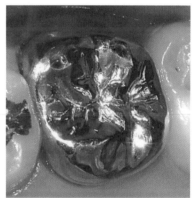

금니를 씌우기 전 치아를 다듬은 모습　　골드(금)크라운으로 마무리된 모습

신경이 없는 치아는 부러질 수 있으므로 치아를 씌우는
보철물까지 장착해 주어야 마무리됩니다.

크라운 재료의 종류와 특징

금

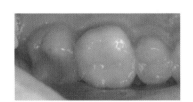

골드 크라운(금니)

- 잘 깨지지 않습니다.
- 치아와의 결합력이 좋습니다.
- 치아를 삭제하는 양이 비교적 적습니다.
- 치아와 색이 달라 눈에 잘 띄는 부위에는 잘 사용하지 않습니다.
- 강도가 치아와 비슷해 맞닿는 치아의 마모가 적습니다.

세라믹

세라믹 크라운

- 치아와 가장 유사한 색상을 가지고 있어 심미적으로 뛰어 납니다.
- 강도가 강해서 맞닿은 치아의 마모가 많을 수 있고 치아 삭제량이 많습니다.

세라믹 + 금속(외부는 세라믹, 내부는 금속으로 제작된 재료)

- 치아와 색상이 유사합니다.
- 세라믹보다 치아와 결합력이 좋으며 금속으로 이루어진 면이 있어 맞닿은 치아의 마모가 적습니다.
- 치아를 삭제하는 양이 금과 세라믹 중간 정도입니다.
- 세라믹 재료보다는 비교적 불투명하여 심미성이 떨어집니다.

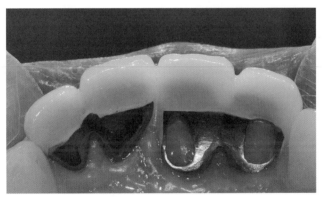

PFM (도자기-금속) 크라운

신경치료를 다시 해야 한다?

치과의사가 최선을 다했음에도 불구하고 신경치료는 실패할 수 있습니다.

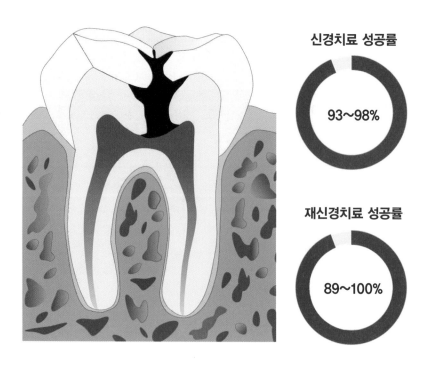

치아 뿌리까지 염증이 퍼지지 않은 경우

신경치료 성공률

93~98%

재신경치료 성공률

89~100%

신경치료 성공률은 90~95%로 알려져 있으며, 아주 복잡한 경우 신경치료로 안 되면 발치까지 할 수도 있습니다.

치아 끝부분이 녹아 염증이 관찰된 경우

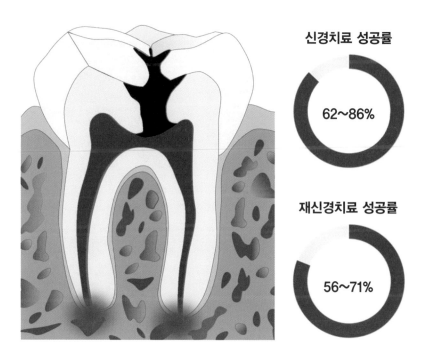

신경치료 성공률

62~86%

재신경치료 성공률

56~71%

Friedman, Shimon, and Chaim Mor. "The success of endodontic therapy—healing and functionality." CDA J 32.6 (2004) : 493-503.

복잡한 신경치료

다음 그림들과 같이 근관의 형태는 매우 다양합니다.
따라서 근관 내에 감염된 세균을 다 제거하는 것은 쉽지 않습니다. 남아 있는 세균이 문제를 일으키는 경우 재치료가 필요합니다.

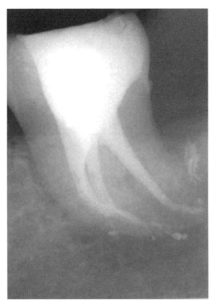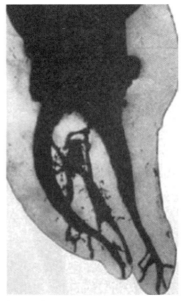

거미줄 같은 복잡한 근관

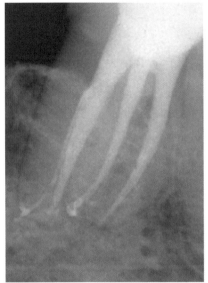
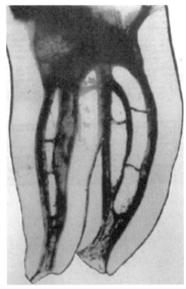

연결된 근관

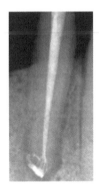
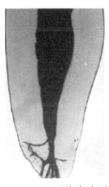
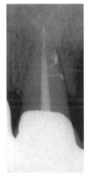
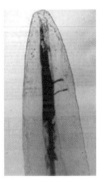

갈라져 나온 근관

Versiani, Marco A., Bettina Basrani, and Manoel D. Sousa-Neto, eds. "The root canal anatomy in permanent dentition". Springer, 2018.

4) 충치의 마지막 치료법, 발치

이미 치아의 형태를 알아볼 수 없을 정도로 손상된 경우 통증이 없을 수도 있습니다. 그러나 충치에 감염된 잔여 치아가 잇몸뼈나 주변 치아를 감염시킬 수 있으므로 제거해 주어야 합니다.

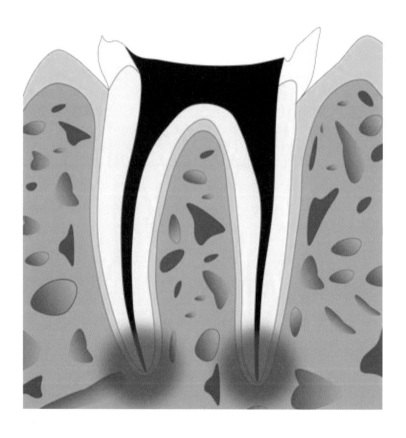

신경치료조차 할 수 없을 정도로 충치가 심각한 치아는 발치를 시행해야 합니다. 발치 후에는 빈 공간을 그냥 두면 옆 치아들이 쓰러지기 때문에 공간을 메워 주는 브릿지나 임플란트 치료를 해야 합니다.

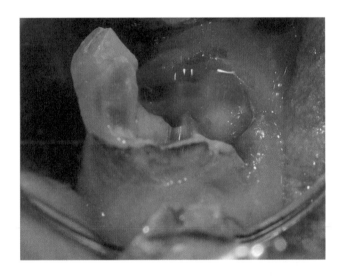

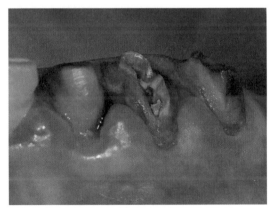

브릿지

발치된 치아의 양 옆 치아에 보철물을 씌울 수 있도록 치아
들을 깎은 후에 발치된 부분의 인공치아를 다리와 같은 형
태로 만들어 부착시킵니다. 빨리 만들 수 있다는 장점이 있
지만, 양쪽 건강한 치아를 깎아야 한다는 단점도 있습니다.

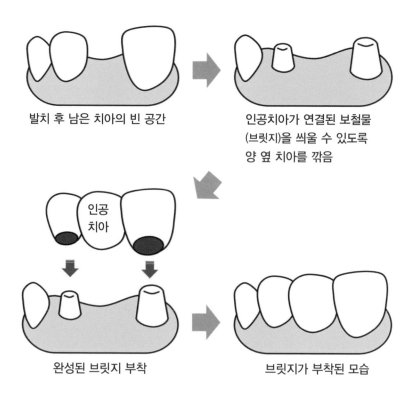

발치 후 남은 치아의 빈 공간

인공치아가 연결된 보철물
(브릿지)을 씌울 수 있도록
양 옆 치아를 깎음

인공
치아

완성된 브릿지 부착

브릿지가 부착된 모습

임플란트

치아가 발치된 자리에 인공 구조물을 심고, 그 위에 인공 치아를 만들어 부착시킵니다. 시간이 오래 걸리지만 다른 치아를 깎지 않는다는 장점이 있습니다.

인플란트 구조물

발치 후 남은 치아의 빈 공간

나사 모양의 임플란트를 턱뼈에 심고 잇몸을 덮음(1차 수술)

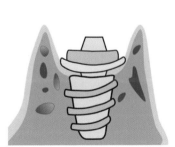
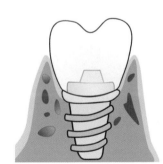
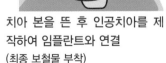

3~6개월 간의 회복 기간 후 보철물이 장착할 수 있도록 잇몸 위로 기둥을 연결(2차 수술)

치아 본을 뜬 후 인공치아를 제작하여 임플란트와 연결
(최종 보철물 부착)

틀니(의치)

발치된 치아가 많거나 치아를 지지해 주는 뼈의 상태가 좋지 않아 임플란트 수술이 어려운 경우에는 틀니 치료를 해야 합니다.

모든 치아가 상실된 경우 사용하는 전체틀니

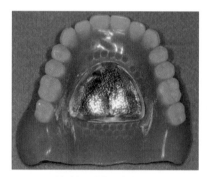 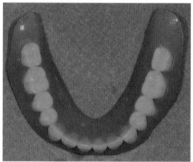

위턱(상악)용 전체틀니   아래턱(하악)용 전체틀니

일부 치아가 상실된 경우 장착하는 부분틀니

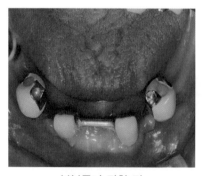 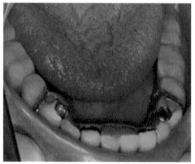

부분틀니 장착 전   부분틀니 장착 후

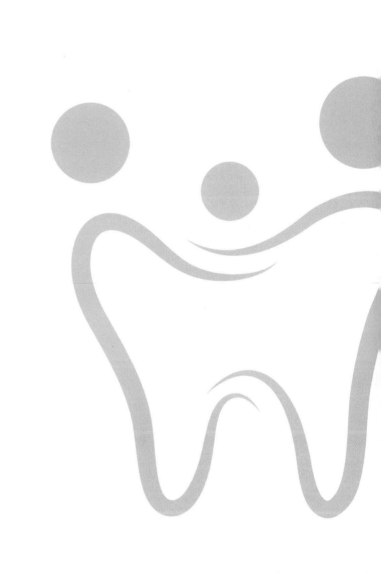

5) 이차충치란 무엇인가요?

충치치료 후 수복물 주위에
다시 충치가 생긴 경우

충치 제거 후 충전까지 했다고 안심해서는 안 됩니다.
충전된 치아는 자연치아보다 더 취약한 치아입니다.
관리 및 정기검진을 더욱 꾸준히 해 주어야 합니다.

수복물을 충전한 뒤 수복물의 수명이 다하거나 관리가
되지 않으면 치아와 수복물 사이의 미세한 틈새에 충치가
다시 발생하게 됩니다.

그렇게 되면 치아를 더 깊이 삭제해야 하고,
더욱 큰 수복물을 부착할 수밖에 없습니다.

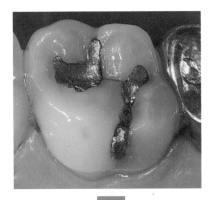

아말감 치료가 된 주위에 검게
충치가 생긴 모습

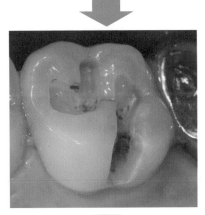

아말감을 제거한 모습.
제거된 아말감 주변으로 검게
충치가 보입니다.

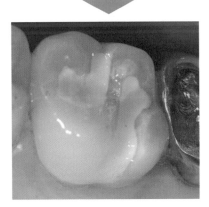

충치를 제거하고 레진 또는
G.I.로 충전합니다.

충치가 아니어도 치아에
구멍이 생길 수 있습니다!

충치가 진행되면 치아가 썩어들어가 와동(구멍)이 생깁니다. 그러나 치아가 썩어서가 아니라 치아가 맹출되기 이전부터 이미 와동이 생긴 경우가 있습니다.

흔한 경우는 아니지만 종종 맹출되지 않은 치아의 법랑질과 상아질 경계부에서 와동이 발견되는 경우가 있습니다.

PEIR(Pre−eruptive intra−coronal resorption)이라 불리는 이 현상의 경우 아직까지 명확하게 설명하기에는 한계가 있습니다.
여러 가지 가설 중 비정상적 치아 위치 등으로 인한 조직의 흡수 때문이라는 원인이 이야기되고 있습니다. 유병률은 적게는 0.2에서 많게는 27.3%까지 보고가 되었습니다.

이러한 현상이 위험한 이유는 치아 안에 구멍이 생겼기 때문에 그 공간으로 세균이 쉽게 침투하여 염증이나 충치가 생길 위험성이 높다는 점입니다.

맹출되지 않은 치아에서 나타나는 현상이어서 맹출 초기에 발견하기 어렵습니다. 그래서 초기 충치라도 정확한 진단을 하기 위해서 방사선 사진 촬영 검사가 꼭 필요합니다. 의심되는 경우, 정기적으로 치과에 내원하여 검진을 받는 것이 필요합니다.

Al-Batayneh, O. B., and E. K. AlTawashi. "Pre-eruptive intra-coronal resorption of dentine: a review of aetiology, diagnosis, and management." European Archives of Paediatric Dentistry 21.1 (2020): 1-11.

치료 후 탈이 나는 치과와 탈이 안 나는 치과 이야기

환자의 덴탈 IQ와 선택으로
치료 후 탈이 날 수도 있고, 안 날 수도 있습니다.

충치가 너무 심하여 방사선 사진 검사만으로도 뺄까 말까 고민이 되는 경계부의 치아들이 있습니다. 일단은 신경치료를 해서 살려 보고자 치료를 시작했으나, 충치를 제거하고 남은 치아가 별로 없어서 과연 치료 후에 괜찮을까 고민되는 상황이 있습니다. 괜찮을 가능성이 50%라고 해도 치과의사는 뺄 것인지, 신경치료를 해서 살려볼 것인지를 결정해야 합니다.

먼저 빼는 경우입니다. 뺄까 말까 고민하던 치아를 일단 발치하고 나면, 사실 뒤탈이 없기 때문에 속이 편할 수도 있습니다.

문제가 생길 가능성이 있는 치아를 발치해 버렸으니, 치료 후에 문제가 생길 일이 없습니다. 그리고 발치 부위에 '임플란트'라는 고가의 치료를 해야 한다고 설명할 수 있습니다.

두 번째로 살려보는 경우입니다. 살릴 수 있는 가능성이 50% 정도 있으니 한번 살려 보려고 신경치료를 계속 진행합니다. 50%에서는 치료 후 다행히 통증이 가라앉고, 크라운 치료도 하고 사용에 문제가 없어서 그냥 넘어가게 됩니다.

문제는 계속 아픈 나머지 50%의 경우입니다. 통증이 가라앉지 않아서 결국은 나중에 빼야 하는데, 이런 경우에는 환자에게 상황을 다시 설명하고 이해시키는 것이 사실 쉽지 않습니다.

신경치료를 받느라 여러 번 치과에 와서 힘든 치료 과정을 거쳤고 진료비도 꽤 지출했을 텐데, 결국 빼야 하는 상황이 되는 것입니다. 고생은 고생대로 하고 돈은 돈대로 나갔는데, 혹시 치료를 잘못해서 계속 아픈 것은 아닌지 의심도 들 것입니다. 결국 뺀다면, 진즉 빼라고 했어야 하지 않느냐고 불만을 표현합니다.

이런 상황을 미리 설명해도, 치료 후 몇 개월밖에 안 되었는데 결국 발치를 한다고 했을 때 쉽게 이해해 주는 환자를 만나기가 쉽지 않았습니다.

하지만 이 부분에서 충치에 대한 덴탈 IQ가 높은 분들은, 치과의사와 환자 모두 치아를 살리려고 노력했지만 결과가 안 따랐다는 것을 이해하고, 결국 발치한 것에 대해 큰 불만을 토로하지 않았습니다.

발치는 아무 때나 할 수 있는 것이지만, 그 치아를 살려 보려고 노력한 것은 그때가 마지막 기회였기 때문에, 그러한 노력을 함께했다는 것으로 충분히 의미 있는 시도라고 생각합니다.

개원 초에 미리 설명을 하지 못하고, 치과의사의 양심상 그래도 한번 살려 보려고 시도했다가 환자들에게 많은 불만을 듣곤 했습니다. 그 후 이런 경우에 미리 환자들에게 지금 뺄 것인지, 아니면 50% 뺄 가능성이 있지만 한번 살려 볼 것인지 여쭤 보고, 충치치료 과정에 대해 설명해 줍니다. 그러면 이해해 주시고 오히려 살리려는 시도라도 해 줘서 고맙다는 말씀을 하시는 분이 점점 늘어났습니다.

환자들의 덴탈 IQ가 높아져야 나중에 탈이 나더라도 최대한 살릴 시도를 해 볼 수 있습니다. 그런 시도에 대한 환자들의 이해와 공동 노력이 있어야 치과의사들도 마음 편하게 시도해 볼 수 있습니다. 치료 후에 절대로 탈이 나서는 안 된다고 하면, 치과의사는 살리려는 시도를 하지 못하고 과감하게 발치를 권할 수밖에 없습니다.

나중에 빼더라도 일단 안 빼고 살려 보는 것. 나중에 신경치료를 할지라도 가능성이 있으면 충전치료만 하고 경과를 보는 것. 법랑질 충치 가능성이 있을 때, 나중에 충전치료를 하더라도 먼저 법랑질을 보존하는 치료를 하고 경과를 보는 것. 이러한 것들이 자연치아를 살리고 오래 쓰는 데 훨씬 좋습니다. 그러려면 환자들의 덴탈 IQ가 높아져서 치료 후에 탈이 나더라도 이해하고 인정해 주는 것이 필요한 것 같습니다.

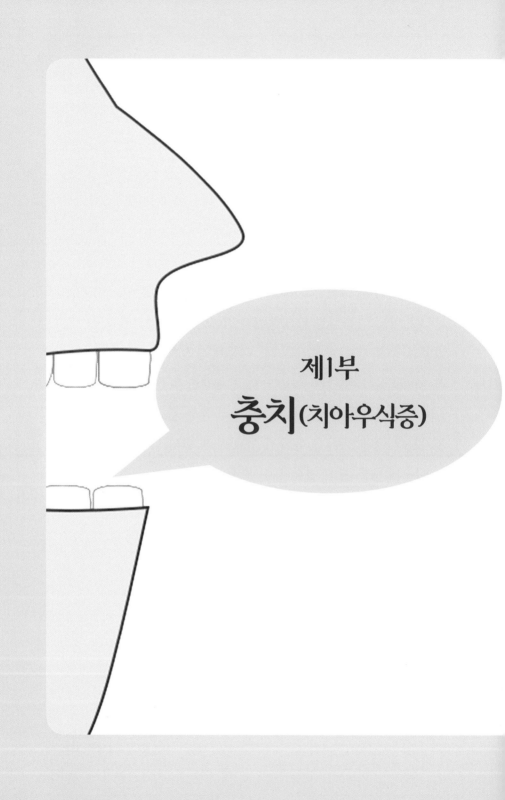

제1부
충치(치아우식증)

3. 충치의 예방

충치가 생기는 요인을 살펴보면 해답을 찾을 수 있습니다.

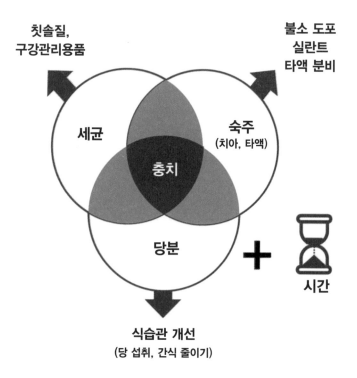

칫솔질,
구강관리용품

불소 도포
실란트
타액 분비

세균

숙주
(치아, 타액)

충치

당분

식습관 개선
(당 섭취, 간식 줄이기)

+ 시간

앞서 설명한 충치의 여러 가지 위험 요인 중
'한 가지'만 없애도 충치를 예방할 수 있습니다.

하지만 특정 요인을 완벽하게 없애는 것은 불가능에
가깝습니다. 그렇기 때문에 가능한 여러 요인들이 겹칠 수
있는 확률을 줄여서 충치의 진행을 늦추거나 방지하는
것이 중요합니다.

**여기서는 충치의 여러 요인들에 따라서
적용할 수 있는
충치를 예방하는 세 가지 방법을
소개하겠습니다.**

1) 충치 예방법

첫 번째 : 세균 관리하기

중요한 것은 치면세균막을 구성하는 세균들이
치아에 오랫동안 붙어 있지 못하게 하는 것입니다.

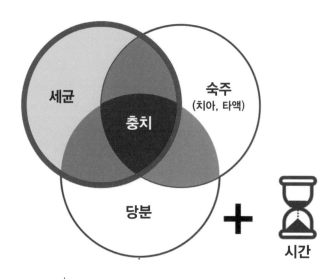

우리 입 안에 있는 세균을
완전히 제거하는 것은 불가능합니다.

하지만 이 세균들이 치아에 붙어
'치면세균막'의 형태가 되는 것만 방지해도
충치가 생기는 것을 예방할 수 있습니다.

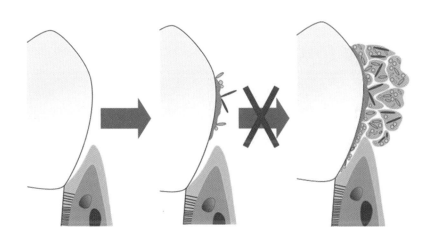

치면세균막을 제거하는 방법은
크게 두 가지가 있습니다.

물리적 제거

- 칫솔질

- 치실

- 치간칫솔

화학적 제거

- 치약

- 구강양치액

설거지를 할 때 수세미(물리적 제거)와 세제(화학적 제거)를
함께 사용하듯 구강관리도 마찬가지입니다.

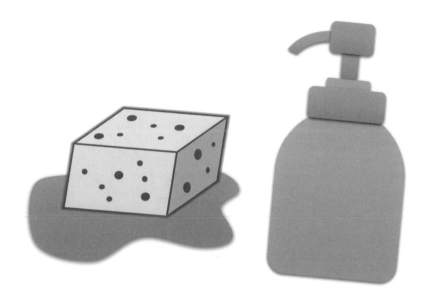

귀찮거나 불편하다고 해서
어느 한 가지만 선택해서 사용하면
제대로 닦이지 않습니다.

칫솔질

충치 예방을 위해 가장 기본적인 방법은
바로 '칫솔질'입니다.

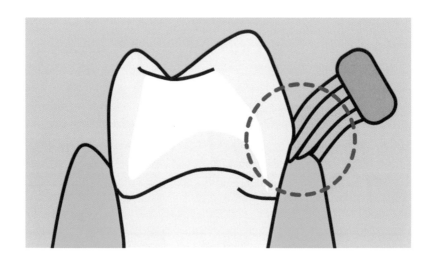

충치와 치주질환의 공통적인 원인은 결국 세균입니다.

따라서 이러한 질환들을 예방하는 데는 **치면세균막 조절이 핵심**
입니다.

특히 치아와 잇몸 사이에서부터 세균이 쌓이기 때문에 이 부분
을 신경 써서 닦아 줘야 합니다.

올바른 칫솔질은 치아의 모든 면을 놓치지 않고 닦는 것입니다. 어금니 끝까지 칫솔을 넣어서 빠짐없이 닦아야 합니다. 구획을 왼쪽 오른쪽 각각 세 곳씩 나눠서 닦으면 안 닦고 지나가는 부위를 줄일 수 있습니다.

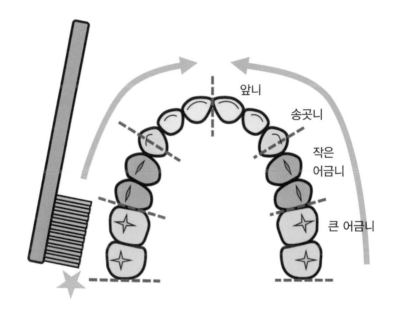

또한 치아의 사이사이는 칫솔이 잘 들어가지 않기 때문에 치실이나 치간칫솔 같은 '치간관리용품'을 사용해야 합니다.

치실

칫솔질만으로 닦이지 않는 치아와 치아 사이의 치면세균막을 제거해 주는 역할을 합니다.

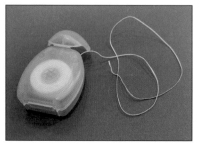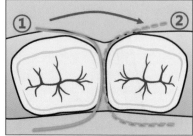

치실을 이 사이에 톱질하듯 천천히 넣고, 치아를 감싸도록 구부려서 닦아야 하며, 반대쪽 치아도 감싸듯이 구부려서 닦아야 합니다.

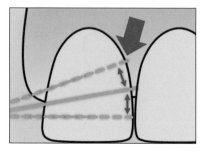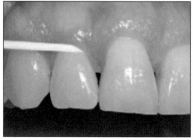

치실을 치아 틈새로 넣고 나면, 위 그림처럼 치실이 잇몸 안쪽까지 들어갈 정도로 깊이 닦아야 합니다. 잇몸 안쪽이 칫솔질 후에 치면세균막이 가장 잘 남아 있는 부위 중 하나이기 때문입니다.

치간칫솔

물리적 치면세균막 조절법

치아와 치아 사이의 공간이 넓은 경우에는 치실 대신 치간 칫솔을 사용하는 것이 좋습니다.

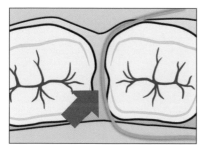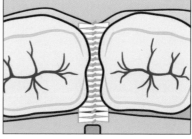

치간칫솔은 치아 사이 틈새에 딱 맞으면서도 치간칫솔의 중앙 금속 부분이 치아에 닿지 않도록 사이즈를 잘 골라야 합니다.

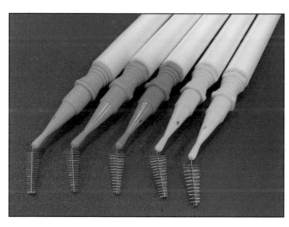

치간칫솔의 두께는 매우 다양하게 나와 있습니다. 그러므로 본인의 치아 사이 공간에 맞는 것을 사용해야 합니다.

교정 환자들을 위한 치실도 있나요?

교정용 브라켓을 치아에 붙인 상태로 있다 보면 그 주변을 관리하기 무척 어렵습니다. 하지만 제대로 관리해 주지 않으면 교정장치 제거 후 그 주변이 하얗게 탈회되는 백색반점(white spot)이 생기게 됩니다.

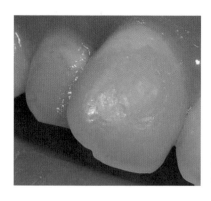

교정장치가 붙어 있던 곳 주변에
생긴 백색반점(white spot)

백색반점은 아주 초기 단계의 충치이며
심미적으로도 좋지 않아 이를 예방하는 것이 필요합니다.

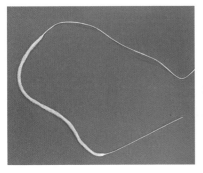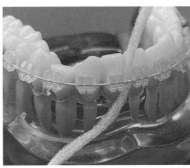

교정환자들은 교정장치 주변의 치면세균막을 제거하기 위해 교정환자용 치실을 사용할 수 있습니다. 일반 치실보다 두꺼운 부분이 있고, 실 한쪽이 바늘처럼 뾰족하여 교정장치 사이에 넣어 사용하기 좋습니다.

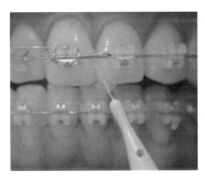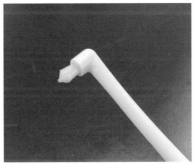

교정용 치실 사용이 어렵다면 치간칫솔을 사용하는 것도 추천합니다. 또는 오른쪽 사진에서 보이는 첨단(endtuft)칫솔이라고 불리는 것도 도움이 됩니다. 교정 후에도 건강한 치아를 유지하려면 어떤 종류를 사용하든지 교정장치 주변 치면세균막을 깨끗하게 제거해야 합니다.

치약

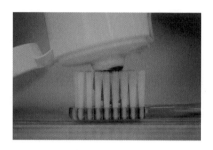

치약이 치아에 골고루 적용되게 하려면 치약을 짤 때 칫솔모 안으로 치약이 스며들어갈 수 있도록 치약을 세워서 짜야 합니다. 그렇지 않으면 치약이 한 곳에만 머물러 치아에 골고루 적용되기 힘들고, 구강 내에서 충분히 사용되지 않고 덩어리째 다시 뱉어내게 됩니다. 그렇게 된다면 치약의 여러 가지 약용 성분이 효과적으로 작용하지 못합니다.

치약에는 충치 예방, 치석 형성 억제, 치은염 완화, 시린이 감소, 구취 예방, 치아 미백 효과 등을 목적으로 다양한 화학 성분이 첨가됩니다. 충치 예방 효과를 위해서는 불화나트륨, 일불소인산나트륨 등이 포함되며, 치석 형성 억제를 위해서는 피로인산염, 인산칼슘 등이 첨가되어 있습니다. 따라서 치약을 고를 때는 본인에게 필요한 효능이 포함된 치약을 확인하고 선택하는 것이 필요합니다.

구강양치액

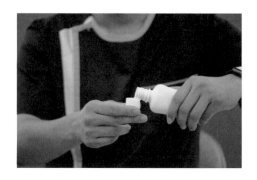

칫솔이나 치실, 치간칫솔로도 잘 제거되지 않는 세균들의 경우 구강양치액을 이용해 활동을 억제하게 할 수도 있습니다.
구강양치액은 다양한 성분이 포함된 여러 종류의 제품이 있고 각각의 효능도 다양합니다.

"구강양치액을 사용하면 양치를 안해도 될까요?"

아닙니다!
치면세균막은 구강양치액만으로 제거되기 어렵습니다.
반드시 물리적인 제거가 병행되어야 합니다.

두 번째 충치 예방법 : 치아를 튼튼하게 하기

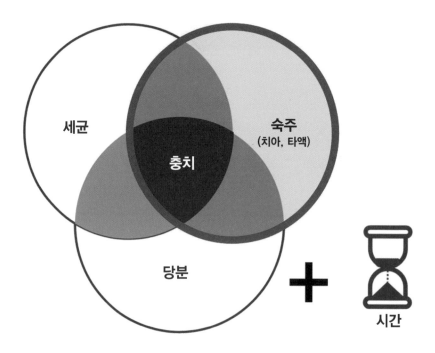

우리 치아를 충치로부터 강하게 만들어
예방할 수 있습니다.

치아를 튼튼하게 만드는 대표적인 방법입니다.

- 치아 홈 메우기(실란트)

- 불소치약 사용

- 불소도포

치아 홈 메우기(실란트)

치아의 작은 홈이 있는 부위는 칫솔이 닿지 않아 충치가 잘 생깁니다. '실란트'라는 재료로 메워 세균이나 음식물 찌꺼기가 들어가지 못하게 예방해 주어야 합니다.

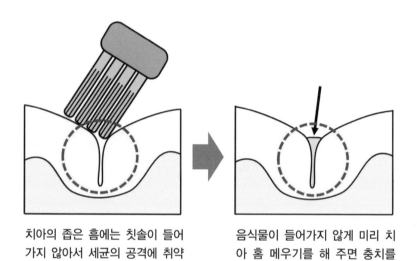

치아의 좁은 홈에는 칫솔이 들어가지 않아서 세균의 공격에 취약합니다.

음식물이 들어가지 않게 미리 치아 홈 메우기를 해 주면 충치를 예방할 수 있습니다.

실란트는 충치가 생기기 전, 건강한 치아에 시행하는 예방 처치법으로, 충치치료처럼 치아를 삭제하지 않습니다.

**실란트의 충치 예방 효과는 매우 높습니다.
따라서 우리나라 건강보험에서도
어린이와 청소년을 대상으로
치아 홈 메우기(실란트) 지원을 많이
해 주고 있습니다.**

치아를 삭제하지 않는 실란트는 잘 떨어질 수 있기 때문에 치과에 정기적으로 내원하여 떨어진 부위가 있는지 확인해 주어야 합니다.

 2년 이내에 실란트가 떨어져서 다시 때우는 경우에도 지원을 받을 수 있으니, 3개월에 한 번씩 검진받는 것을 권장해 드리고 있습니다.

불소치약 사용

일상 생활 중 치아에 불소를 꾸준히 공급해 줄 수 있는 가장 좋은 방법이 바로 불소치약을 사용하는 것입니다.

※ 불소의 농도는 'ppm' 단위로 표기되어 있으며, 최소 1,000ppm 이상은 되어야 충치 예방에 효과적인 것으로 알려져 있습니다.

※ 일반적으로 충치 예방을 위해 성인에게 권장하는 불소치약 농도는 1,450ppm입니다. 국내에서도 1,450ppm의 불소치약이 판매되고 있으니 불소 농도를 확인하여 치약을 선택해 주세요.

※ 치약을 선택할 때는 불소 함유 여부를 확인해 주세요. (주로 '일불소인산나트륨' 또는 '불화나트륨'으로 표기)

Public Health England. "Delivering better oral health : an evidence-based toolkit for prevention." (2014).

불소치약, 올바르게 사용하면 안전합니다.

아이들이 칫솔질 할 때 불소치약을 삼킬까 걱정되어 무불소나 저불소 치약을 사용하는 경우가 있습니다. 그러나 1,000ppm 미만의 불소치약은 충치 예방 효과가 전혀 없습니다. 치약의 불소 농도를 줄이기보다는 치약의 양을 줄이는 것이 안전하고 구강건강에 도움이 되는 방법입니다.

연령별 권장 농도와 사용량

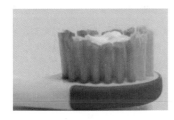

[만 3세 미만]
권장 불소 농도 : 1,000ppm 이상
권장 사용량 : 쌀알 정도의 크기

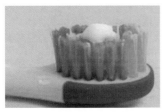

[만 3~만 6세]
권장 불소 농도 : 1,000ppm 이상
권장 사용량 : 완두콩 정도의 크기

[만 7세 이후부터 성인]
권장 불소 농도 : 1,450ppm 이상, 권장 사용량 : 칫솔머리 크기 정도 (1~2cm)

Toumba, K. J., et al. "Guidelines on the use of fluoride for caries prevention in children : an updated EAPD policy document." European Archives of Paediatric Dentistry 20.6 (2019) : 507~516.

불소도포

치아가 새로 나는 어린이들의 경우 치아의 법랑질이 성숙되지 않은 상태라 충치가 더 빠르게 생기기 때문에 칫솔질 외에도 충치 예방을 위해 정기적으로 불소도포를 해 주는 것이 좋습니다.

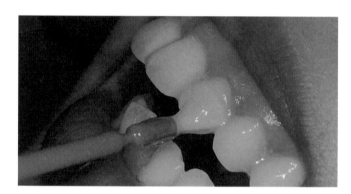

불소 바니시 도포

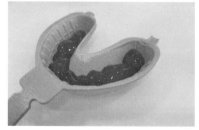
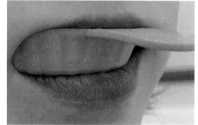

불소 겔 도포

불소의 효과

- 치아의 탈회 방지
- 탈회된 치아의 재광화 촉진
- 세균의 활성 억제

불소 도포는 아이들뿐 아니라

성인들에게도 충치 예방에 도움이 됩니다.

치아 뿌리가 많이 노출된 경우

뿌리 충치 예방을 위해서 불소도포를 해 줄 수 있습니다.

치아 뿌리에 불소도포를 해 주면

이가 시린 증상도 완화될 수 있습니다.

여기서 잠깐!

불소는 어떻게 치아를 보호하는 걸까요?

치아는 법랑질, 상아질, 치수 등으로 구성되어 있습니다.
법랑질은 인체의 모든 뼈 중에서 가장 단단한데, 그 이유는
법랑질의 약 97%가 무기질로 구성되어 있기 때문입니다.
이 무기질의 화학적 구조를 확인해 보니 '수산화인회석'이
라는 성분이라고 합니다.

오른쪽 그림과 같이 치아에 불소가 사용되면
수산화인회석의 산소와 수소가 불소로 바뀌기도 합니다.
이렇게 수산화인회석은 산에 더 강한 '불화인회석'이라는
구조로 바뀌게 됩니다.
불소는 이러한 원리로 충치 예방에 도움을 주는 것입니다.

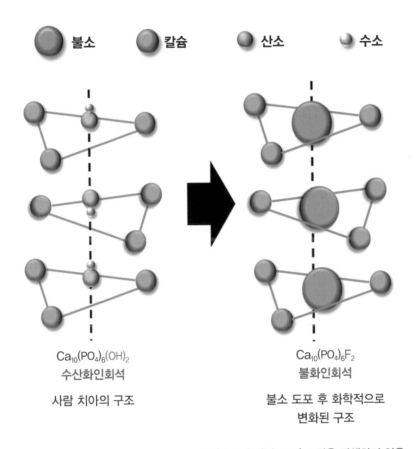

불소 칼슘 산소 수소

$Ca_{10}(PO_4)_6(OH)_2$
수산화인회석

사람 치아의 구조

$Ca_{10}(PO_4)_6F_2$
불화인회석

불소 도포 후 화학적으로
변화된 구조

※ '불소의 결정 구조' 그림을 각색하여 인용

Mei, M. L., E. C. M. Lo, and C. H. Chu. "Arresting dentine caries with silver diamine fluoride: what's behind it?." Journal of dental research 97.7 (2018) : 751–758.

사람의 치아가 불화인회석으로
구성되어 있었다면
충치는 생기지 않았을까요?

1988년 Ögaard라는 연구자는 '상어 이빨은 사람 치아보다 튼튼하기 때문에 충치가 덜 생기지 않을까?'라는 의문을 가졌다고 합니다.

상어 이빨은 선천적으로 불소가 많이 함유된 불화인회석으로 구성되어 있습니다. 따라서 산성 환경(pH가 낮아지는 경우)에 사람 치아보다 덜 녹아내리기 때문에 충치에 강하다고 생각한 것입니다. 전문용어로는 '용해도가 낮다'고 표현합니다.

용해도가 낮은 상어의 이빨은 사람 치아보다 충치에 훨씬 강하다고 할 수 있습니다. 그렇다면 과연 상어 이빨은 충치가 정말 덜 생길까요?

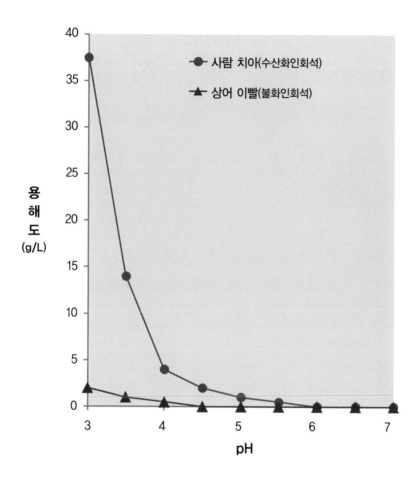

용
해
도
(g/L)

- 사람 치아(수산화인회석)
- 상어 이빨(불화인회석)

pH

pH가 높을 때는 사람 치아와 상어 이빨의 용해도가 큰 차이가 없지만, pH가 낮아지는 산성 환경이 되면 사람 치아의 용해도는 높아져서 더 빨리 치아가 녹게 됩니다.

ÖGAARD, BJÖRN, et al. "Microradiographic study of demineralization of shark enamel in a human caries model." European Journal of Oral Sciences 96.3 (1988) : 209-211.

상어 이빨은 사람 치아보다 훨씬 단단하지만 마찬가지로 충치가 생깁니다.

상어 이빨도 과연 충치가 생기는지 확인하기 위해 Ögaard는 실험을 계획했습니다. 먼저, 상어 이빨과 사람 치아를 수집하여 아래 그림처럼 입 안에 넣을 수 있는 장치 형태로 만들었습니다. 이 장치는 충치가 잘 생길 수 있게 만들어졌고, 사람들은 이 장치를 입 안에 넣고 충치가 잘 생기는 음식을 먹었습니다. 한 달후 장치에 부착한 상어 이빨과 사람 치아에 충치가 얼마나 생겼는지 확인해 보았습니다.

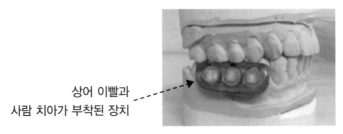

상어 이빨과
사람 치아가 부착된 장치

사람 입 안에 넣는 실험용 장치 그림 인용

Han, SY, et al. "In situ study investigating abrasive effects of two different abrasive toothpastes." J Korean Acad Oral Health (2011) : 405-413.

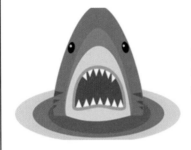

많은 양의 불소를 함유해서 단단한 법랑질을 가진 상어 이빨에서도 결국엔 충치가 발견되었습니다.

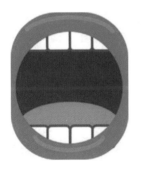

상어 이빨보다는 덜 단단한 사람의 치아의 경우는 어땠을까요?
물론 똑같은 환경에서는 사람 치아에서도 충치가 생겼습니다. 그러나 매일 불소용액으로 양치했을 때는 상어 이빨보다 충치가 덜 생겼습니다.

이것은 불소가 단순히 치아를 튼튼하게 해 주는 역할만 하는 것이 아니라, 꾸준히 사용하면 초기 충치를 재광화시키는 역할을 하기 때문이라고 합니다.

따라서 불소를 꾸준히 사용한다면
우리 치아는 상어 이빨보다도
더 충치에 강해질 수 있습니다.

2) 충치 예방을 위한 정기검진

"가랑비에 옷 젖는 줄 모른다!"

충치의 위험성을 설명하기에 딱 좋은 속담입니다.

충치는 서서히 진행되는 만성질환입니다.
초기에는 증상이 없는 상태로 조금씩 진행됩니다.
그래서 가랑비에 옷 젖듯이 우리가 알아차리지
못하는 사이에 계속 진행됩니다.

충치는 신경 주위까지 진행되어야
시리고 아픈 증상을 느끼기 때문에
증상을 느꼈다면 이미 충치는 커진 상태입니다.

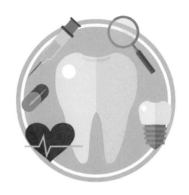

초기 단계에는 증상이 없다는 것이 큰 문제입니다.

그래서 증상이 없다 하더라도

정기적으로 검진을 받으며

충치를 가능한 한 일찍 발견하는 것이 좋습니다.

물론, 일찍 발견했다고 빨리 치아를 깎아서

수복해 주라는 뜻은 아닙니다.

본인의 충치 진행 상태에 따라

올바른 치료를 받는 것이 중요합니다.

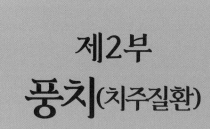

제2부
풍치(치주질환)

1. 풍치(치주질환)의 이해

1) 건강한 잇몸이란?

2) 풍치는 왜 생기나요?

3) 치석이란?

4) 풍치는 어떻게 진행되나요?

QR코드를 통해 영상을 보면서 책을 함께 보시면
이해에 도움이 되실 거에요!

1) 건강한 잇몸이란?

"뿌리까지 건강해야 건강한 치아"

우리는 치아의 겉모습만 보고 건강하다고 생각하기 쉽습니다. 하지만 실제 치아를 오래 쓰려면 겉에 보이는 치아보다는 속에 있는 뿌리가 건강한지가 중요합니다. 치근(치아 뿌리)은 치조골과 치주인대로 붙어 있어서, 치은(잇몸)과 치조골(잇몸뼈)이 튼튼하게 오래 버텨 줘야 치아를 오래 쓸 수 있습니다.

오른쪽 그림은 건강한 치아와 잇몸의 구조를 나타낸 것입니다. 뼈(골) 위에는 분홍빛 잇몸이 견고하게 덮여 있습니다. 잇몸과 치아의 경계 부분은 완전히 붙어 있는 것이 아니라 치은열구라고 하는 약간의 틈새가 있습니다.

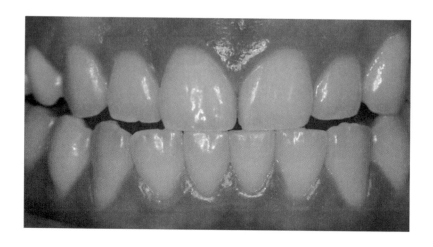

잇몸과 잇몸뼈 등 치아를 감싸고 있는 부위를 치아 주위 조직, 즉 '치주조직'이라고 부릅니다. 치주질환이란 이러한 치아 주위 조직에 생긴 질환을 통틀어 일컫는 말입니다.

치아와 치아 주위 조직(치주조직)의 구조

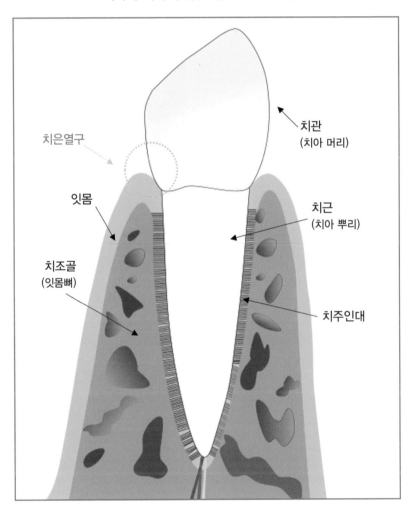

건강한 잇몸

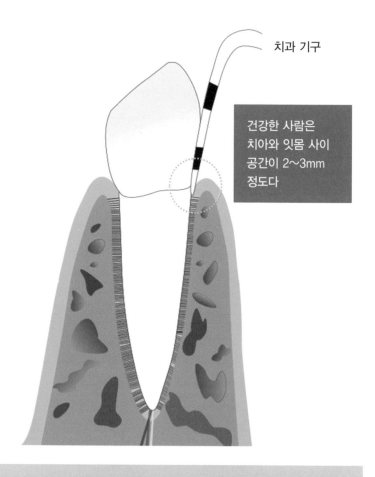

치과 기구

건강한 사람은
치아와 잇몸 사이
공간이 2~3mm
정도다

잇몸과 치아 사이에 약간의 틈이 있기 때문에, 건강한 잇몸을 가진 사람의 치아와 잇몸 사이에 치과용 기구를 넣어 보면 2~3mm 정도 틈이 있습니다. 마치 손톱 밑에 틈이 있는 것과 비슷합니다.

치주염

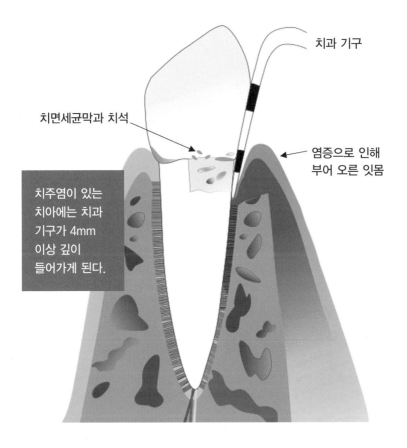

치과 기구

치면세균막과 치석

염증으로 인해
부어 오른 잇몸

치주염이 있는
치아에는 치과
기구가 4mm
이상 깊이
들어가게 된다.

'풍치'라고 불리는 치주질환이 생기면 잇몸이 붓고 피가 납니다. 잇몸에만 국한된 '치은염'이 심해지면 잇몸뼈 주변까지 진행되고 뼈가 녹아 '치주염'이 됩니다. 이때는 치과 기구가 정상인에 비해 더 깊이 들어갑니다.

20년 전 산후조리원 이야기

치주질환은 충치보다는 예방적 관리가 쉽습니다.

20여년 전 큰딸을 출산하고 산후조리원에 들어가 주의사항을 들었을 때, 저희 부부는 깜짝 놀랄 만한 이야기를 들었습니다.
"출산 직후에 몸이 안 좋아 칫솔질을 하면 잇몸이 더 망가지니, 여기에 있는 동안에는 칫솔질을 하지 마세요."
어디서도 들어본 적이 없는 말이어서, 그런 말을 어디서 들었느냐, 근거가 있는 말이냐고 따져 물으며 말도 안 되는 소리 하지 말라고 했던 기억이 납니다.

지금도 치주질환을 유전이니 가족력이니 하는 근거 없는 이야기들이 많습니다. 상담실에서 이런 이야기를 자주 듣곤 합니다.

충치는 질병의 원인과 진행 과정이 다양하고, 치료법도 충치의 각 단계에 따라 달라지기 때문에 예방과 치료가 복잡하고 어렵지만, 치주질환은 원인도 대부분 치면세균막에 의한 것이고, 치료법도 치면세균막과 치석을 제거해 주고 깨끗하게 유지해 주는 등 단순한 편입니다.

충치에 비해 원인과 치료 과정이 단순하기 때문에, 약간의 지식과 작은 노력으로 질병의 진행을 중지시키고 현 상태를 유지할 수 있어서 노력 대비 효과가 훨씬 큰 것 같습니다. 더욱이 치아 개개별로 충치가 생기는 것에 비해 치주질환은 보통의 경우 구강 내에서 전체 치아 전반적으로 진행되기 때문에, 어떤 치아가 흔들리고 아픈 증상을 느끼고 나면, 그 주위의 여러 치아들도 이미 비슷한 상태로 진행되어 있는 경우가 많습니다.

치주질환은 예방과 치료법이 단순하고 쉬워서 조금만 더 알고 노력하면 구강건강을 유지하는 데 훨씬 더 큰 효과를 볼 수 있습니다. 몰라서 생기는 문제가 너무 크고 후유증도 많이 남는 것이기에 치주질환에 대한 덴탈 IQ가 조금만 더 높아졌으면 하는 마음이 큽니다. 그래서 스케일링과 잇몸 치료를 할 때, 치료를 바로 진행하는 것보다 환자의 덴탈 IQ를 높이려는 교육이 선행되는 것이 더 중요한 게 아닌가 싶습니다.

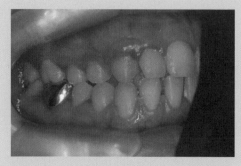

치면염색제를 바르기 전 치아
눈으로 보기엔 깨끗해 보입니다.

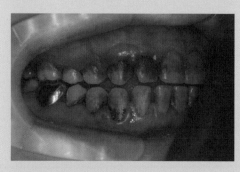

치면염색제를 바른 후 치아
염색된 부분은 세균이 모여 있는 치면세균막, 즉 플라크입니다. 오래된 세균은 푸른색으로 염색됩니다.

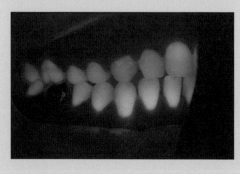

형광 장비로 확인한 치아
염색제를 바르지 않고도 세균이 어디에 붙어 있는지 형광으로 확인할 수 있습니다.

2) 풍치는 왜 생기나요?

치면세균막(플라크, Dental plaque)

거울을 앞에 두고 치아를 살펴보세요. 깨끗해 보이나요?

우리는 고춧가루나 음식물 같은 것이 보이지 않으면 깨끗하다고 생각합니다.

눈에 보이지 않는 세균을 치과용 염색제로 염색해서 관찰해 보면 어디에 세균이 얼마나 붙어 있는지 알 수 있습니다. 대부분의 치면세균막은 치아와 치아 사이, 또는 치아와 잇몸 사이에 존재합니다.

최근에는 염색약을 사용하지 않고도 집에서 쉽게 세균을 확인할 수 있습니다. 특히 형광으로 나타나는 세균은 2~3일 넘게 닦이지 않은 오래된 세균입니다. 오래된 세균이 존재한다는 것은 그 부위가 칫솔질이 잘 안 된다는 뜻이므로 항상 신경 써서 관리해야 합니다.

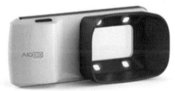

↑ 치면세균막 확인 형광 장비(가정용)

 치면세균막을 확인할 수 있는 형광 장비에 대해 자세히 알고 싶으시면 QR코드를 찍어 보세요.

치면세균막의 부착과 성장

칫솔질한 깨끗한 치아 표면은 다시 세균이 달라붙기 위한 준비가 곧바로 시작됩니다. 세균이 쌓이는 데는 24시간도 채 걸리지 않습니다. 이때 칫솔질을 통해 세균을 제거해 주지 않으면 세균들은 치아에 잘 부착된 상태로 번식을 시작합니다.

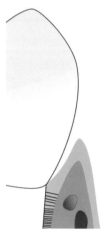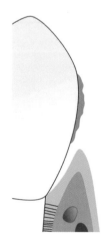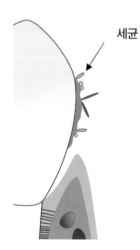

세균

깨끗한 치아 표면   치아 표면에 막이 생김   세균이 붙기 시작

세균이 이렇게 부착되어 있는 형태를 치면세균막(플라크)이라고 부릅니다. 치면세균막은 점차 돌처럼 단단한 덩어리로 변하는데, 이렇게 굳은 덩어리를 치석이라고 합니다. 치면세균막이 치석으로 변하는 데 걸리는 시간은 평균 12일 정도라고 알려져 있습니다.

딱딱하게 굳은 치석은 칫솔로는 제거할 수 없습니다. 치과에서 전문가용 치과 기구를 이용해야만 제거할 수 있습니다. 만일 치석을 제거하지 않고 그대로 둔다면, 치석의 표면과 내부에서 세균이 점차 증식하면서 충치나 치주질환을 일으키는 병원성이 강한 세균으로 변하게 됩니다.

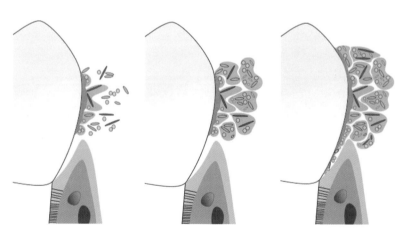

세균이 계속 번식하고 질병을 일으키는 세균으로 변해 갑니다.

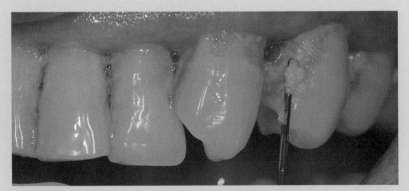

번식된 세균을 치아에서 긁으면 덩어리져서 나오게 됩니다.
(음식물 찌꺼기가 아니라 세균입니다!)

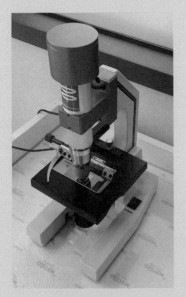

이렇게 긁은 세균은 현미경으로
관찰할 수 있습니다.

세균이 움직이는 모습을 보고 싶으면
스마트폰으로 QR코드를 찍어 보세요!

치면세균막관리의 중요성

"더 심해지기 전에 예방할 수 있습니다!"

잇몸에서 계속 피가 난다며 통증을 호소하는 환자가 치과를 찾아왔습니다. 잇몸은 매우 부어 있었고, 기구를 살짝 갖다 대어도 피가 났습니다. 이때 잇몸 치료를 하면 상태가 호전되겠지만, 단순 치료만 한다면 이런 상태가 반복될 것이므로 치료보다는 칫솔질 교육이 더 시급했습니다.

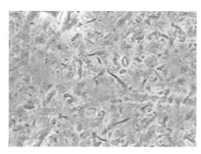 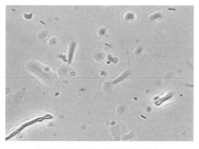

치주 관리 전 세균의 모습   치주 관리 후 세균의 모습

부어 있는 잇몸 안쪽에 가득 찬 치면세균막을 떼어 냈습니다. 위상차 현미경으로 관찰했더니 길쭉한 세균들, 빠르게 움직이는 세균들이 아주 많이 보였습니다. 이 세균들 때문에 계속 염증이 생긴 것임을 환자에게 설명하고 칫솔질 교육을 한 후 잇몸 치료를 5주 동안 진행했습니다.

5주 후, 이 환자의 구강 상태는 매우 호전된 것을 현미경을 통해서 확인할 수 있었습니다. 똑같은 환자의 구강이지만 입 안에 활발한 세균이 있을 때와 움직임이 별로 없는 세균이 있을 때는 치주 건강에 당연히 차이가 있습니다.

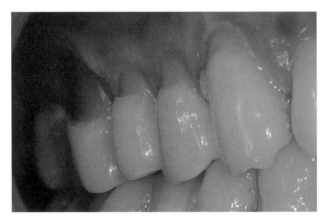

잘못된 칫솔질로 패인 치아 모습

"직장인 A씨는 구강건강이라면 자신이 있었다. 구강 관리에 관심이 많아 하루에도 몇 번씩 누구보다 열심히 칫솔질을 해 왔기 때문이다. 그런데 어느 날 이가 시큰거려 치과를 찾았더니 웬걸! 칫솔질을 잘못해서 이가 패였으니 시린 증상을 없애려면 패인 부분을 때워야 한다고 한다. 거울을 보니 정말로 어금니가 전부 패여 있었다. 이뿐만이 아니다. 칫솔질을 열심히 하면 치석 같은 건 없을 줄 알았다. 하지만 치과위생사 선생님이 보여 준 아랫니 안쪽에는 치석이 가득했다. 오늘부터는 제대로 구강 관리 시작이다!"

잘못된 칫솔질의 결과

치과 전문가는 칫솔질을 교육할 때 모든 치아를 구석구석 빠짐 없이 닦을 것을 강조합니다. 그래서 대부분 교육을 받은 직후에 는 배운 대로 열심히 닦습니다.

하지만 습관이란 무서워서 어느 샌가 닦는 곳만 닦고 안 닦는 곳은 무심코 지나가고 맙니다. 이런 습관이 굳어지면 계속 닦는 부위는 치아가 패이고, 놓치는 부위에는 치석이 생기게 됩니다.

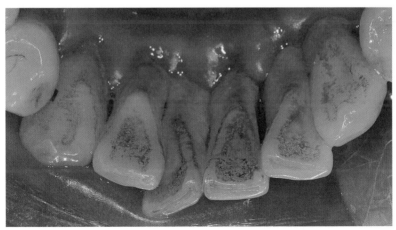

아랫니 안쪽에 생긴 치석

3) 치석이란?
세균이 생존할 수 있게 하는 방공호

치석(Calculus)

치석이 되기 전의 치면세균막은 손톱으로 긁었을 때 찌꺼기처럼 나오게 됩니다. 하지만 시간이 지나 치면세균막이 치석으로 변하여 딱딱하게 굳으면 손톱으로 긁어도 떨어지지 않습니다. 이 말은 칫솔질로도 치석을 제거할 수 없다는 뜻입니다. 이때는 치과에서 스케일링 치료를 받아야 합니다. 치과에서는 전문가들이 치과 기구를 이용해서 치면세균막과 치석을 제거합니다.

오른쪽 사진은 치석이 붙어 있는 치아 사진입니다. 치석이 치아에 많이 붙어 있으면 주변 잇몸은 항상 만성 염증 상태로 부어 있게 됩니다. 옆의 그림처럼 치아 바깥에 붙어 있는 치석만 제거해 주어도 부어 있는 잇몸들이 핑크빛 건강한 잇몸으로 되돌아올 수 있습니다. 치과에서 치석을 제거하는 행위를 스케일링이라고 합니다. 정기적인 스케일링이 중요한 이유라고 할 수 있습니다.

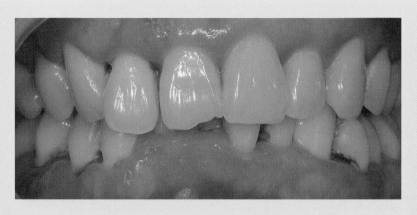

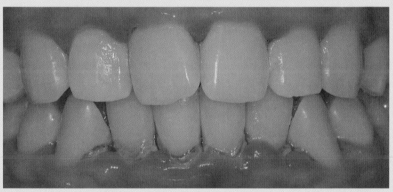

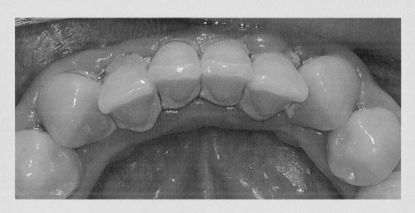

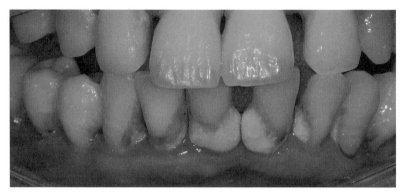

치석 제거 전 모습

치아 사이 사이가 닦이지 않아 치석이 치아를 덮고 있습니다.

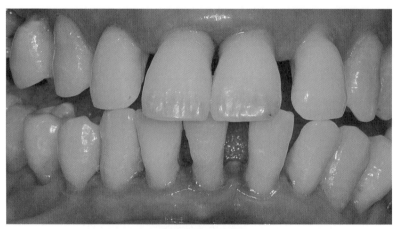

치석 제거 후 모습

치아에 붙어 있던 치석이 떨어져 치아 사이 공간이 넓어진 것처럼 보입니다.

"스케일링을 하면 이가 깎여 나가서 시린 건가요?"

스케일링은 치아에 붙어 있는 치석과 치면세균막을 제거하는 치료입니다. 그러므로 치아에는 손상을 주지 않습니다. 하지만 치아에 붙어 있는 치석의 양이 많은 경우에는 치석이 떨어져 나간 부위가 시릴 수 있습니다. 추운 겨울에 갑자기 겉옷(치석)을 벗어 버린 것과 같은 느낌이라고 할 수 있습니다. 하지만 이런 증상은 일시적이며, 며칠 후에는 시린 증상이 사라집니다. 시린 증상이 싫다고 스케일링을 하지 않으면 치석에 붙어 있는 세균에 의해 잇몸뼈가 녹아내려 이가 흔들려 결국 뽑을 수밖에 없게 됩니다.

"스케일링을 하면 치아 사이가 벌어지는 건가요?"

치석은 치아 사이의 공간을 메우고, 세균이 염증을 일으켜 주변 잇몸을 붓게 만듭니다. 스케일링을 하게 되면 치석과 부은 잇몸으로 채워져 있던 치아 사이 공간이 드러나게 되면서 치아 사이가 뻥 뚫린 기분이 들게 됩니다. 스케일링을 해서 치아 사이가 벌어지는 것이 아니라, 숨겨져 있던 원래의 빈 공간이 보이는 것입니다.

치석을 제거하지 않으면 어떻게 될까요?

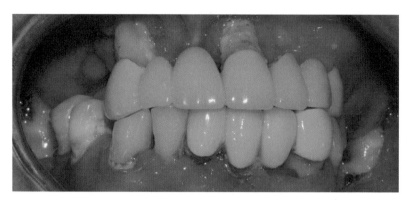

방치된 치석으로 인해 잇몸뼈까지 녹아내려가고 있는 모습

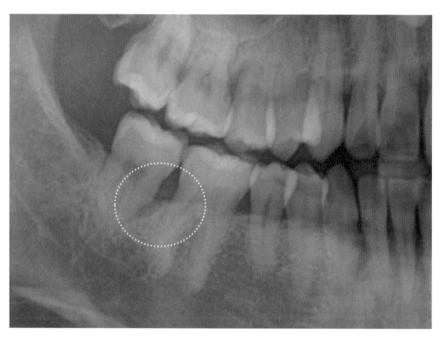

녹아내려간 잇몸뼈 주변 치아 뿌리에 치석이 붙어 있는 모습입니다. 치석의 안쪽과
주변에는 치면세균막도 남아 있고, 엄청난 양의 세균들이 살고 있을 겁니다.

살짝 떼기만 하면 되는 치석을 계속 방치하면, 치석은 점점 단단해지고 치석 안에 세균들이 부착됩니다. 그 후 세균들이 잇몸 안쪽까지 들어가 염증을 일으켜 뼈까지 녹아내리게 됩니다.

뼈가 녹아내리기 시작하는 것을 풍치, 즉 치주염이라고 합니다. 한번 내려간 뼈는 다시 되돌릴 수 없기 때문에 초기 단계에서 주기적으로 치석을 떼어 내야 합니다.

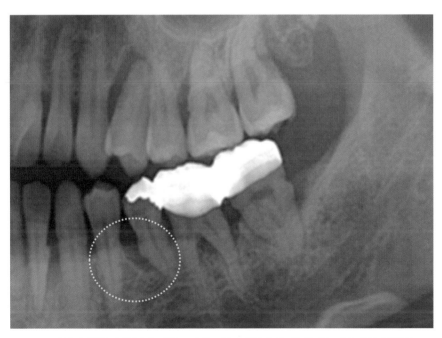

치석의 안쪽과 주변에 머물고 있는 치면세균막의 세균들은 계속해서 염증을 만들고 뼈를 녹아내리게 합니다.

치석만 제거하면 잇몸이 건강해지나요?

스케일링은 치아에 붙어 있는 치석만을 제거하는 치료가 아닙니다. 사실 치석보다는 치면세균막을 제거하는 것이 스케일링의 궁극적인 목적이라고 할 수 있습니다.

치석은 매우 거칠고 미세한 구멍이 많아서 치면세균막이 잘 쌓이게 되고 세균이 안전하게 머무를 수 있는 훌륭한 방공호 역할을 합니다. 결국 치석을 제거하는 것은 곧 치면세균막이 다시 쌓일 수 있는 공간과 시간을 줄여 주는 것이라고 할 수 있습니다.

결국 치석을 정기적으로 제거하는 것만으로는 잇몸 건강이 완벽하게 유지되고 있다고 할 수 없습니다. 치석이 생기기 이전 단계인 치면세균막부터 잘 관리해야 치석이 생기는 것을 방지하고 동시에 치주질환을 예방할 수 있습니다.

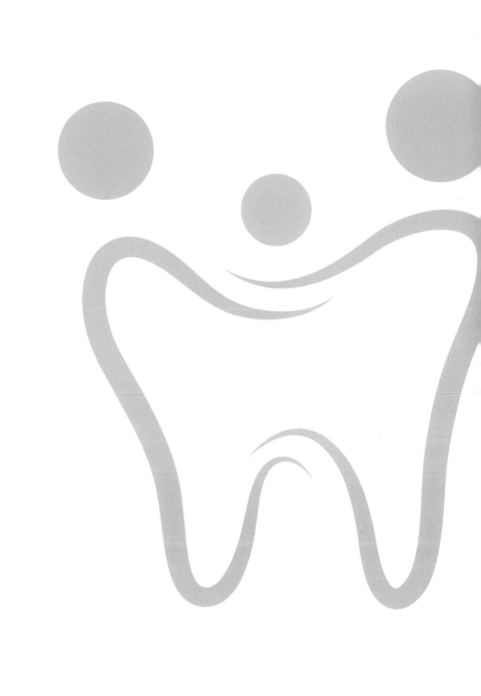

4) 풍치는 어떻게 진행되나요?

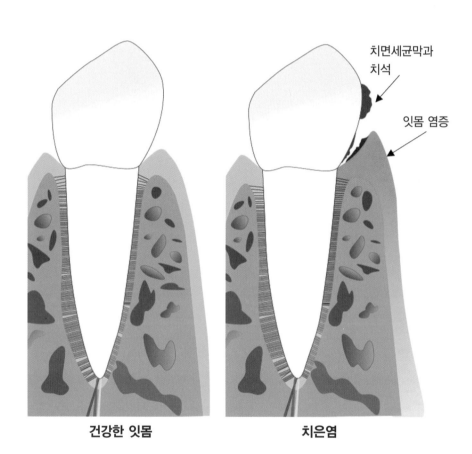

치면세균막과 치석

잇몸 염증

건강한 잇몸　　　　　　치은염

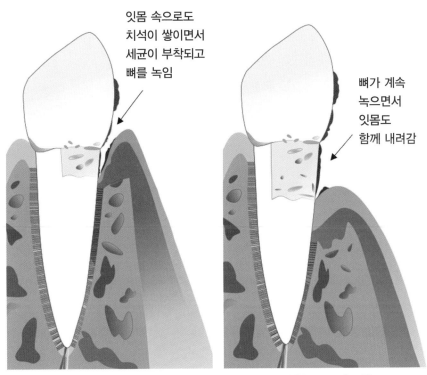

잇몸 속으로도
치석이 쌓이면서
세균이 부착되고
뼈를 녹임

뼈가 계속
녹으면서
잇몸도
함께 내려감

초기 치주염   **심한(중증) 치주염**

PERIODONTAL DISEASE

치주질환에서 중요한 것은 한번 뼈가 내려가면 다시 올릴 수 없다는 것입니다. 그렇기 때문에 현재 상태를 유지하는 것이 최고의 목표입니다. 어떻게 유지할 수 있을까요?

가장 중요한 것은 치면세균막만 쌓여 있는 단계에서 잘 닦아 주는 겁니다. 또한, 칫솔질을 열심히 해도 꼭 잘 안 닦여지는 곳이 있습니다. 이 부분은 치면세균막이 치석으로 변할 수 있기 때문에 정기적으로 치과에서 스케일링만 잘 받아도 현재의 잇몸을 잘 유지하면서 오래 쓸 수 있습니다. 이것만 잘 알아도 돈을 덜 들이고 덜 아프게 내 치아를 오래 쓸 수 있습니다.

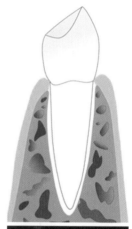
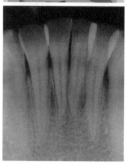

20대에는 누구나 위 방사선 사진처럼 뼈가 꽉 차 있습니다. 60대, 70대가 되어도 뼈가 거의 내려가지 않고 20대처럼 똑같은 분들도 있습니다.

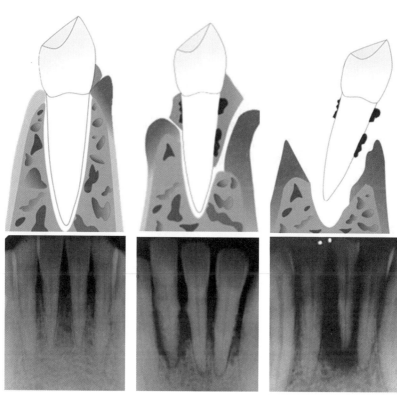

30대, 40대 젊은 분인데 잇몸뼈가 반 이상 내려간 분들이 많습니다. 잇몸뼈는 한번 내려가면 되돌릴 수가 없습니다.

치아 옆에 볼록하게 붙어 있는 치석, 보이시나요? 치석 때문에 계속 잇몸뼈가 삭고 있는 모습입니다.

잇몸뼈가 뿌리 끝까지 다 내려가면 옆으로 흔들리던 치아가 위아래로 흔들립니다. 이렇게 되면 치아를 빼는 방법밖에 없습니다.

임플란트 주위에도 풍치가 생깁니다.

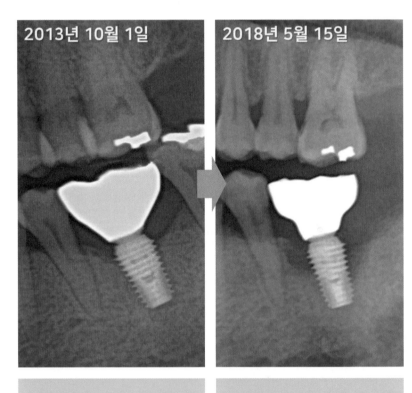

2013년 10월 1일

2018년 5월 15일

임플란트 치료 직후 단단히 고정되어 있습니다.

임플란트 주위의 염증이 진행되어 뼈가 녹고 있는 모습입니다.

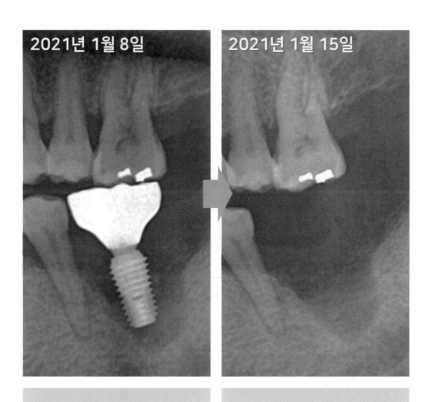

2021년 1월 8일

2021년 1월 15일

심해진 염증으로 뼈가 녹아 임플란트가 흔들리기 시작합니다.

더 이상 쓰지 못하게 되어 결국 임플란트가 제거되었습니다.

치아

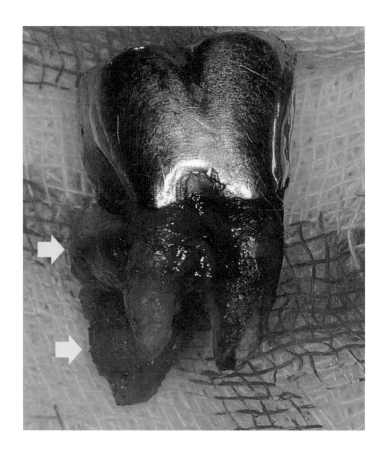

왼쪽은 발치된 치아 사진, 오른쪽은 임플란트 사진입니다.
화살표 부위에 치석과 염증이 붙어 있는 게 보이나요?

임플란트

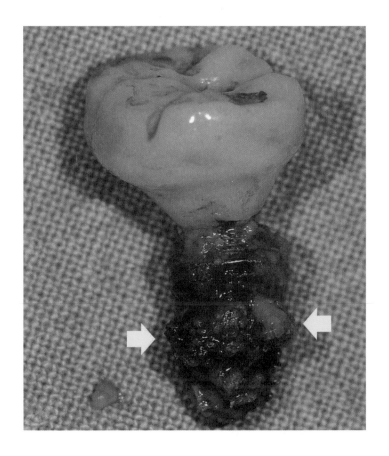

임플란트도 관리되지 않으면 치아처럼 치석과 염증이 생깁니다.
비싼 치료비를 내고 치료하더라도 관리가 안 된다면 10년도 못 쓰고
결국은 뽑아야 할 수도 있습니다.

"구강은 제2의 심장"이란 말 들어보셨나요?

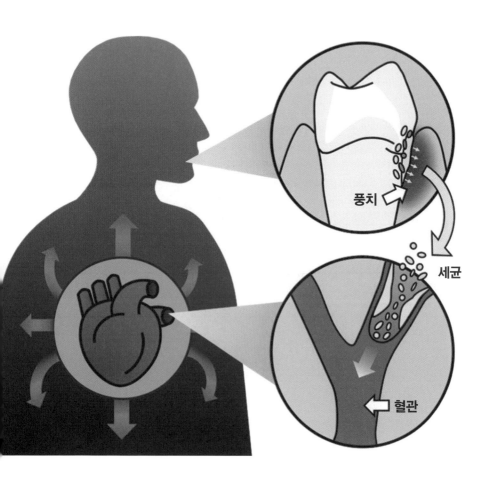

풍치

세균

혈관

잇몸이 약간 붉고 부어오른 것처럼 보인다면 세균에 감염된 것입니다. 이 세균들은 우리가 음식을 먹을 때 함께 위장으로 들어갑니다. 대부분의 세균은 위산에 의해 죽지만, 살아남은 나머지 세균은 우리 몸 속으로 들어가게 됩니다.

입 안에 있던 세균은 잇몸 안의 혈관을 타고 우리 몸의 가장 중요한 기관 중 하나인 심장까지 가게 됩니다. 심장으로 가는 세균의 70% 이상은 입 안 세균이라고 합니다.

입 안이 제2의 심장이라는 말은 괜히 생긴 것이 아닙니다. 그러니 입 안 세균을 없애 주는 것은 심장과 전신의 건강을 위해서도 중요합니다.

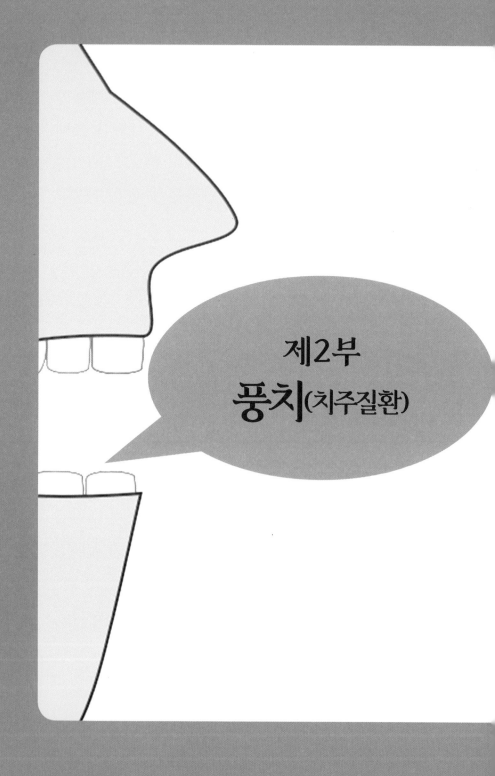

2. 풍치의 치료 방법

1) 잇몸 염증과 치면세균막 관리

2) 풍치의 치료

　　– 스케일링(치면세균막과 치석 제거)

　　– 치근활택술

　　– 치주소파술

　　– 치은박리소파술

1) 잇몸 염증과 치면세균막 관리

간혹 칫솔질을 했는데 피가 난다고 더 이상 닦지 않고
그 치아는 그냥 지나치는 분들도 있습니다.
하지만 잇몸의 피는 전쟁 시작을 알리는 신호입니다.
이 전쟁에서 이길 수 있는 무기는 '칫솔'입니다.

*****

치아와 치아 사이, 치아와 잇몸 사이를 잘 닦아 주면
피가 나던 곳에서 서서히 피가 멎기 시작합니다.
칫솔질 할 때 잇몸에서 피가 나면
그 부위를 더 닦아 주라는 신호라고 생각하고
철저히 관리해야 합니다.

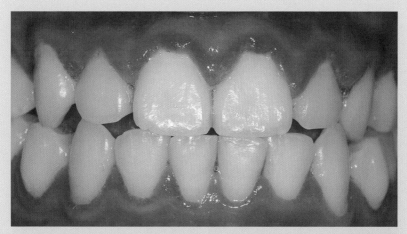

감염된 잇몸

잇몸이 약간 붉게 보이고 부어오른 것처럼 보인다면 세균이 감염된 것입니다.

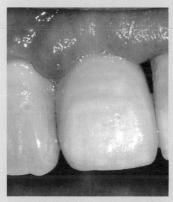

위 앞니의 잇몸이 부어 있습니다.

우리 몸은 스스로 세균이 몸속으로 들어가는 것을 막으려고 합니다. 백혈구 같은 면역세포들이 세균과 싸우기 때문에 입 안에서는 전쟁이 시작됩니다. 이 전쟁으로 인해 잇몸이 붓고 피나게 되는 것입니다.

꾸준한 칫솔질 교육과 치면세균막 관리를

1주차 (2020. 10. 6.)

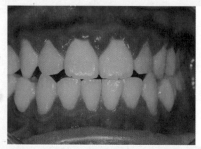 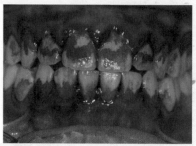

2주차 (2020. 10. 13.)

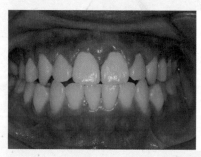 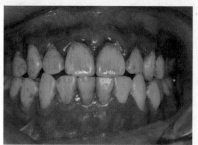

3주차 (2020. 10. 20.)

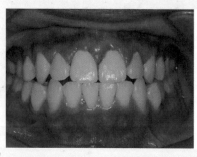 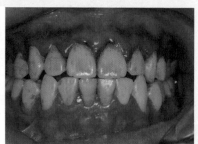

통해서도 잇몸 염증이 개선됩니다.

2020년 10월 6일

입 안에서 피가 잘 나는 증상 때문에 한 고등학생이 부모님과 함께 치과에 내원하였습니다. 코로나19로 인해 학교에 가지 않게 되자 나흘 동안 칫솔질을 하지 않았다고 합니다. 입 안을 보니 육안으로 보기에도 잇몸이 전반적으로 빨갛게 부어 있었고 살짝만 건드려도 피가 났습니다.

이렇게 오랫동안 치면세균막을 제거하지 않으면 세균에 의해 잇몸 염증이 생길 수 있습니다. 아니나다를까, 착색제로 치면세균막을 염색해 보니 치아와 잇몸 주변을 따라 많은 세균들이 쌓여 있었습니다. (오른쪽 사진에서 파란색으로 염색된 부분은 24시간 이상 지난 치면세균막입니다.) 이 학생은 치과에서 올바른 칫솔질 교육을 받고 전문가 치면세마술을 받았습니다.

10월 13일

일주일 후에 이 학생이 다시 치과를 방문했습니다. 첫 방문 때의 사진과 비교해 보니 치면세균막이 아주 많이 감소했고, 아래쪽 잇몸이 많이 가라앉아 있었습니다. 칫솔질이 아직 잘 되지 않는 부위를 중심으로 칫솔질 교육을 다시 한 번 진행하고, 여전히 부어 있는 위쪽 잇몸을 가라앉히기 위해 스케일링을 포함한 치주치료를 진행했습니다.

10월 20일

3주차에 재방문한 학생은 구강건강에 자신감을 보였습니다. 착색제로 염색을 해 보았을 때도 남아 있는 치면세균막이 매우 적었고, 부은 잇몸은 거의 정상상태로 돌아왔습니다. 올바른 칫솔질을 다시 한 번 강조하고 치주치료를 진행했습니다. 또한 치면세균막의 재부착을 억제하기 위하여 불소 도포를 하고 치료를 마무리하였습니다.

"

무엇이 문제인지를 알고,
꾸준히 관리하면 우리의 잇몸은
건강한 모습으로 되돌아올 수 있습니다.

"

2) 풍치의 치료

잇몸은 건강할 때는 꽉 차 있는 모습을 보입니다. 하지만 치면세균막, 즉 세균이 잇몸 속으로 들어가게 되면 뼈가 조금씩 내려가게 됩니다. 한번 내려간 뼈는 되돌릴 수 없습니다. 이때는 최대한 뼈가 더 내려가지 않게 해 주는 것이 최선의 방법입니다.

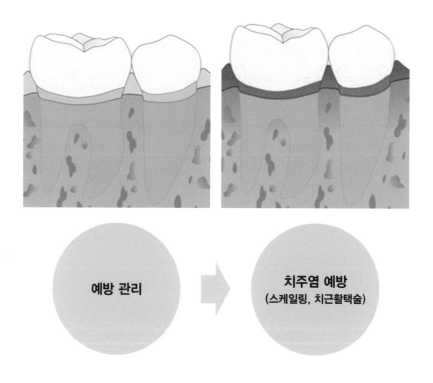

예방 관리 → 치주염 예방
(스케일링, 치근활택술)

"치주치료는 최대한 현상태를
유지할 수 있도록 하는 것이 목적입니다."

최대한 현상태를 유지할 수 있게 하기 위해 치주치료를 하는 것입니다. 치주치료 후에는 칫솔질, 치실 등 집에서 하는 구강 관리를 필수적으로 해야 하고, 그래도 생기는 치석은 빨리 떼어주는 예방 관리가 제일 중요합니다. 그러면 뼈가 녹아들어가는 것을 막고 치아를 오래오래 쓸 수 있습니다.

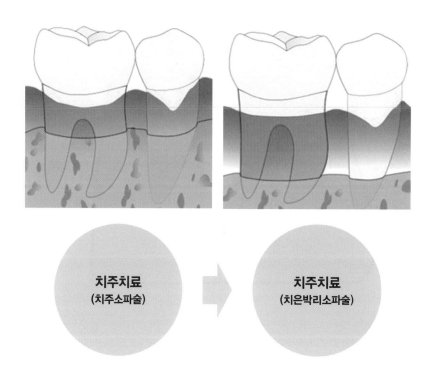

치주치료
(치주소파술)

치주치료
(치은박리소파술)

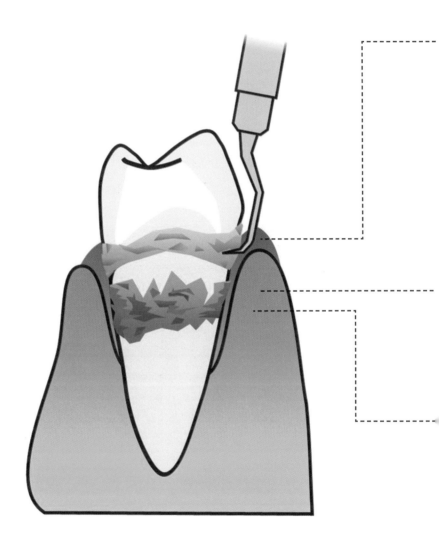

스케일링

잇몸 위쪽의 치아 머리 부분에 붙어 있는 치석과 치면세균막을 제거하는 치료

치근활택술

조금 더 깊은 부위의 뿌리 표면(치근면)에 붙어 있는 치석과 치면세균막을 제거하고, 치아 뿌리 표면을 매끄럽게 해 주는 치료

치주소파술

깊은 부위의 치석과 치면세균막을 제거하고 잇몸 염증 조직을 제거하는 치료

치은박리소파술

1. 스케일링 후 잇몸 위로는 치아가 깨끗해 보입니다. 하지만 잇몸 부기는 가라앉지 않았습니다.

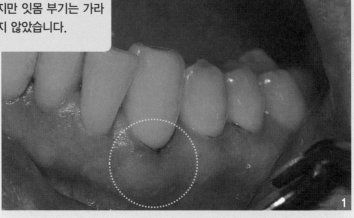

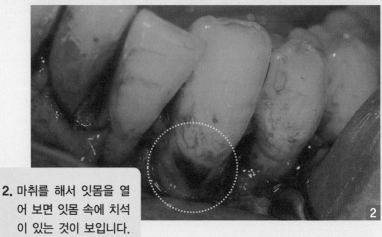

2. 마취를 해서 잇몸을 열어 보면 잇몸 속에 치석이 있는 것이 보입니다. 1번 사진에서도 이 부분은 잇몸이 계속 부어 있는 것이 보였습니다.

3. 잇몸 속을 열어 그 안
에 있는 치석까지 제거
해 주는 것이 치주 수술
입니다. 잇몸 수술도 스
케일링과 별반 다르지
않습니다. 단지 치아 뿌
리에 붙어 있는 치석과
치면세균막을 제거하는
것입니다.

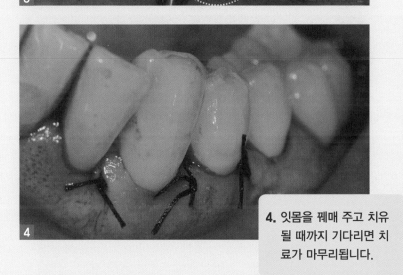

4. 잇몸을 꿰매 주고 치유
될 때까지 기다리면 치
료가 마무리됩니다.

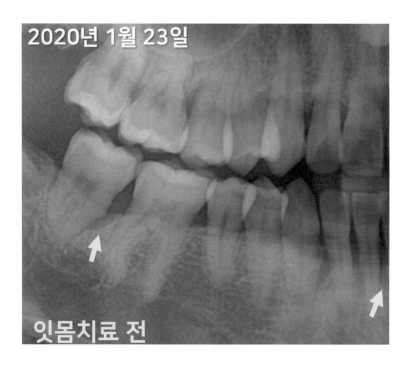

2020년 1월 23일

잇몸치료 전

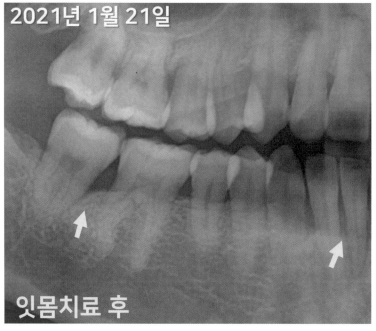

2021년 1월 21일

잇몸치료 후

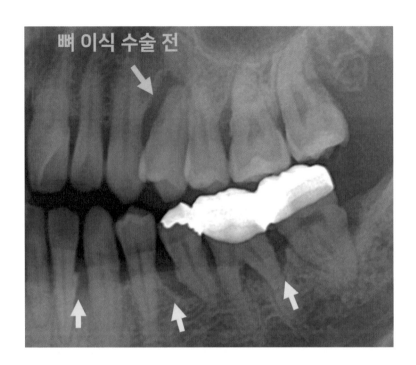

뼈 이식 수술 전

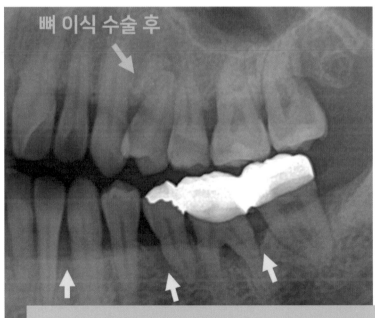

뼈 이식 수술 후

치주치료의 목적은 뼈가 더 녹지 않는 현상태를 유지하는 것이지만, 뼈 이식을 안 한 부위에서 치조골이 재생되는 경우도 가끔 있습니다.

풍치(치주질환)는 먹는 약으로도
고칠 수 있나요?

치주질환은 잇몸에 염증이 생기고 잇몸뼈가 녹아내리는 질병입니다. 먹는 약을 치주치료와 병행하여 사용한다면 염증을 빨리 완화시키고 잇몸뼈의 재생을 도와주는 효과를 볼 수도 있습니다.

*****

하지만 먹는 약은 단지 도움을 주는 보조적 역할만 할 뿐이며, 치주질환의 근본적인 치료 방법이 될 수 없습니다. 치주질환은 치아 주위에 붙어있는 세균과 치석이 원인이기 때문에 이것을 제거하는 치과치료가 우선적으로 필요합니다.

3. 풍치의 예방

1) 풍치 예방법
    - 전문가 구강건강관리방법
2) 구강웰빙 프로그램
    - 자가 구강건강관리방법

1) 풍치 예방법

건강한 구강을 유지하는 방법은 내 치아를 '누가' 관리하는가에 따라서 '자가 관리법'과 '전문가 관리법'으로 분류됩니다.

보통은 칫솔질, 치실 등을 이용하여 자가 관리를 하지만, 관리가 잘 안 되는 분들은 치과를 방문하면 전문가 관리를 해 주고, 자가 관리를 잘 할 수 있도록 안내해 드립니다.

"

**가장 중요한 것은 올바른 자가 구강관리방법을
숙지하여 효과적으로 치면세균막 관리를
해 주는 것입니다.**

"

전문가 구강건강관리방법

치과 전문가에 의해서 전문적인 도구, 장비, 약제를 이용해서 구강 내 치면세균막을 제거하는 것

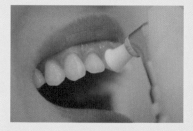 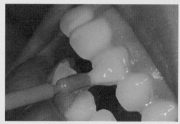

자가 구강건강관리방법

칫솔과 치약 등 구강관리용품을 이용하여 스스로 구강 내 치면세균막을 제거하는 것

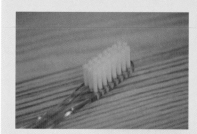 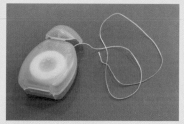

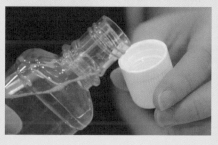

치과에서의 공생관계, 전문가 구강건강관리법

기원전 5세기, 고대 그리스의 역사가인 헤로도토스는 여행을 다니다 뭍으로 나와 입을 벌린 채 쉬고 있는 악어를 발견하고, 그의 책 《역사》에 "벌어진 악어 입속에서 악어새는 거머리들을 먹어 치운다. 이런 관계는 이롭다"고 기록했습니다.

기원전 4세기 아리스토텔레스는 〈동물사〉에서 악어와 악어새의 관계를 '이빨 청소'로 설명했습니다. 이렇게 탄생한 악어와 악어새의 이야기는 오랜 시간 동안 상식으로 알려져 있는데, 잘못된 상식의 일례입니다.

악어새라고 불리는 이집트 물떼새는 작은 벌레, 식물의 열매, 씨앗 등을 주로 먹는 새이기 때문에 고기를 먹지 않는다고 합니다.

한편, '청소새우'라고 불리는 새우는 실제로 바다에 사는 여러 물고기들의 아가미나 이빨에 있는 기생충이나 죽은 피부 조직을 떼어 먹으며 청소를 해 준다고 합니다. 신기하게도 물고기들은 새우가 청소 중이라는 것을 인식하고 입을 벌리고 편안히 기다려 주는 모습을 보이곤 합니다. 청소새우의 청소 활동이 바로 바다에서의 '전문가 구강건강관리'라고도 할 수 있겠습니다.

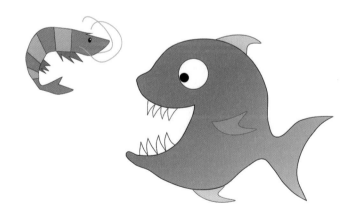

전문가 구강건강관리법

우리가 아무리 꼼꼼하게 양치질을 한다고 해도, 제거되지 않고
남아 있는 치면세균막이 있습니다. 이런 경우 치과에서 특수한
기구를 이용해 전문가가 직접 치면세균막을 제거해 줍니다.

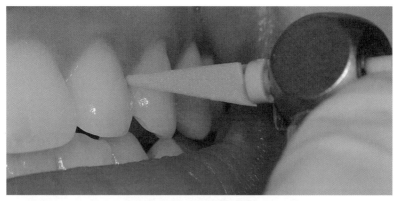

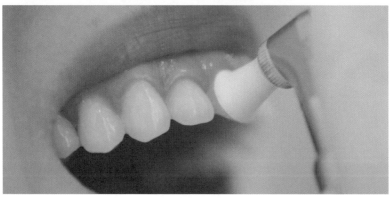

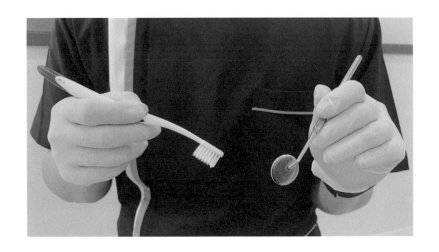

치과전문가들은 특수한 기구를 사용하는 것뿐만 아니라,
칫솔만을 이용하여 이 사이 사이에 제거되지 않은
치면세균막을 직접 제거해 주기도 합니다.

아래 QR코드를 통해 치과에서 해 주는 '전문가 칫솔질' 영상을
보실 수 있습니다.

'전문가 칫솔질' 영상 QR코드를 찍어 보세요!

2) 구강웰빙프로그램

'구강웰빙프로그램'은 스스로 구강관리 수행이 어려운 분들에게 치과 전문가가 체계적으로 구강관리방법을 교육하는 프로그램 중 하나입니다.

목적

잇몸 건강이 좋지 않고, 구강 관리가 잘 되지 않는 성인들을 대상으로 하며, 잇몸 상태가 최대한 건강하게 유지되는 것을 목표로 합니다.

방법

- 현미경을 이용한 입 안의 세균 검사, 치아 착색제 등을 이용하여 관리가 어려운 부분을 전문가가 확인해 줍니다.
- 사람마다 치아 배열 등의 구강 상태가 다르기 때문에 방문 때마다 관리가 잘 안 되는 치아 부위를 집중적으로 관리할 수 있도록 칫솔질 및 구강관리용품 사용법 등 맞춤형 교육을 시행합니다.
- 5주 동안의 프로그램을 통해 구강관리 점수가 향상되는 것을 확인할 수 있습니다.

1주차

현미경 검사 → 치면세균막 검사 → 점수 확인 → 칫솔질 교육 → 스케일링

2주차

치면세균막 검사 → 점수 확인 → 칫솔질 재교육(관리가 안 되는 부분 위주) → 치주치료

3주차

치면세균막 검사 → 점수 확인 → 개인 맞춤형 구강관리용품 (치실 또는 치간칫솔) 교육 → 치주치료

4주차

치면세균막 검사 → 점수 확인 → 화학적 치면세균막 관리교육 (구강양치액) → 전문가 치면세균막관리(PMTC)

5주차

현미경 검사 → 치면세균막 검사 → 점수 확인 및 전후 평가 → 다음 치료 계획 수립 또는 리콜 주기(3개월 또는 6개월) 정하기

구강웰빙프로그램 소개

1.
현미경을 이용한
입 안 세균 검사

세균의 종류, 모양,
활성도 확인

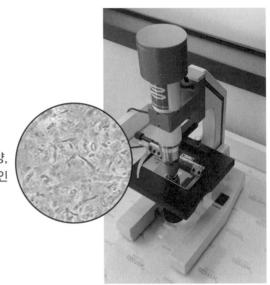

2.
치아 착색제를 이용한
치면세균막 검사

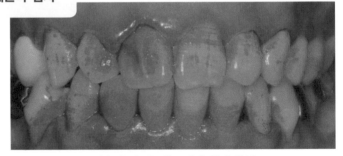

칫솔이 잘 안 닿는 치아 위치 확인

3.
구강관리 점수 확인

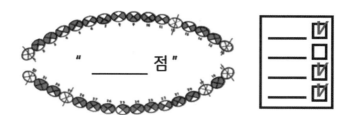

점수를 통해 구강관리 능력 향상도 체크

4.
구강관리 교육

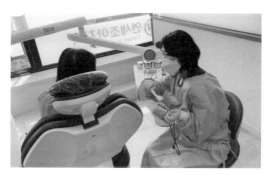

맞춤형 구강관리 방법 교육

전문가 구강건강관리법 전담 치과위생사의 구강웰빙프로그램 소개

우리 치과에서는 2008년부터 "구강웰빙프로그램"을 하였습니다. 초창기부터 이 프로그램을 전담하고 있는 박한나 치과위생사가 어떻게 전문가 구강건강관리를 진행하고 있는지 소개합니다.

■ 구강 웰빙 프로그램을 어떻게 시작하게 되었나요?

치과에 구강웰빙프로그램을 도입할 시점은 제가 치위생학과를 갓 졸업하고 일을 시작할 때였습니다. 대부분의 환자들은 치과에서 치료를 받고 주의사항과 관리방법만 간단히 듣게 되는 것이 일상적이었습니다. 하지만 원장님도 저도 치과에서 뿐만 아니라 집에 가서도 직접 구강을 잘 관리할 수 있는 교육프로그램이 필요하다고 생각했습니다. 마침 그때 예방치과 세미나가 진행되고 있었습니다. 토요일마다 진료를 마치자마자 원장님과 함께 서울로 세미나를 들으러 다녔습니다. 실습과 교육이 병행된 세미나를 3개월에 걸쳐 이수하였고, 드디어 치과에 도입하게 되었습니다. 처음에는 환자분들이 프로그램을 생소하게 느끼셨지만, 직접 경험해 본 분들의 잇몸 상태는 정말로 좋아졌습니다. 환자분들이 5주간의 프로그램을 잘 마치고 나면 저도 마음이 뿌듯했습니다.

박한나 치과위생사의 실제 교육 사례

10여 년 전 구강웰빙프로그램에 참여하고, 지금도 전문가 구강 케어를 받고 있는 환자분을 소개하겠습니다.

2008년 11월 17일

40대 성인 남성분이 잇몸 통증 호소와 함께 보철 치료를 하기 위해 치과를 방문하셨습니다. 다른 치과에서 위 앞니를 뽑고 보철 치료를 해야 한다는 말을 듣고 오셨습니다.
치료를 위한 구강 검진과 입 안 전체 사진(파노라마)을 통해 잇몸 상태가 상당히 좋지 않은 것을 확인하였습니다.

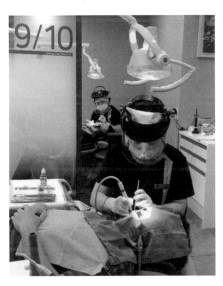

구강웰빙프로그램을 전담하고 있는
박한나 치과위생사

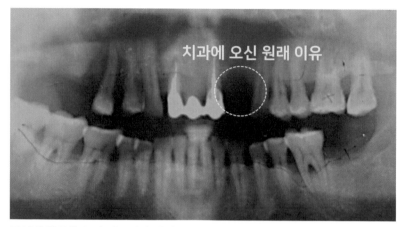

치과에 오신 원래 이유

당시에 촬영한 구강 파노라마 사진. 디지털 사진이 아니었습니다.

잇몸이 빨갛게 부어 있고 치과 기구로 잇몸을 건드리기만 해도 피가 나고 구취도 심했습니다. 환자분은 상실된 앞니를 빨리 치료하기를 원하셨으나 보철 치료보다는 잇몸 치료가 먼저였습니다. 이 상태에서 보철 치료를 해도 바로 탈이 날 것이 분명했습니다. 혼자서도 꾸준히 집에서 관리할 수 있는 구강건강관리법 교육이 시급한 상태였습니다.

그리하여 치과에서 전문가가 직접 관리해 주는 구강웰빙프로그램을 설명하고, 구강건강관리 능력이 향상되었을 때 보철 치료 계획을 세워 드리기로 했습니다.

구강웰빙프로그램 1주차 (2008. 11. 18)

구강웰빙프로그램 첫날, 어제보다 왼쪽 위 어금니가 더 부어서 치과에 내원하셨습니다. 가장 먼저 부어 있는 치아 부위에 있는 치면세균막을 채취하여 현미경 세균 검사를 해 보니 세균의 종류도 아주 다양하고 움직임도 엄청 빨랐습니다. 세균이 많이 움직일수록, 또 길쭉길쭉한 세균이 보일수록 잇몸 염증이 많다는 것을 설명해 드렸더니 환자분은 아주 놀라워했습니다.

다음으로 치아 착색제로 치면세균막이 어느 부위에 많이 붙어 있는지 확인하고 점수를 매겼습니다. 구강 관리 점수는 100점 만점에 10점으로 관리가 아주 안 된 상태였습니다. 환자분과 저는 프로그램 관리가 끝나는 5단계 날까지 70점을 목표로 세웠습니다. 평소 칫솔질 습관과 소요 시간을 여쭤 봤더니, 그냥 옆으로 칫솔질을 하고 2~3분 내에 끝낸다고 했습니다. 저는 칫솔 고르는 방법과 칫솔을 잡는 방법, 기본적인 칫솔질 방법과 닦는 순서까지 꼼꼼하게 알려드렸습니다. 교육 후에는 전문가 치면세균막 제거와 치석 제거로 마무리해 드렸습니다.

Memo

☑ **구강 관리 점수** : 10점(목표 점수 70점)

☑ **칫솔질 시간** : 2~3분

☑ **현미경 검사 결과** : 잇몸 염증 시 나타나는 세균들이 확인됨. 활성도 매우 높았음.

구강웰빙프로그램 2주차 (2008. 11. 25)

일주일 후 환자분과 다시 만났습니다. 지난주에 왼쪽에 부어 있던 어금니 잇몸은 많이 가라앉은 상태였습니다. 두 번째 프로그램 전에 지난 일주일 동안 하루에 칫솔질을 몇 번 했는지, 한 번 칫솔질 하는 데 얼마나 걸렸는지 체크했습니다. 교육 전에는 칫솔질 하는 데 2~3분 걸린다고 했는데, 교육 후에는 10분 동안 꼼꼼하게 칫솔질 한 것이 효과가 있어 보였습니다. 치아 표면 염색으로 다시 치면세균막 관리 점수를 매겼을 때 10점에서 34점으로 향상된 것을 확인할 수 있었습니다.

그러나 여전히 염색 후 칫솔질이 잘 안 되는 부위가 있었는데, 앞니 아래 치아 안쪽(혀쪽)이 잘 닦이지 않아서 그 부분에 대한 칫솔질 교육을 진행하였습니다. 남아 있는 치면세균막을 제거하고 칫솔이 닿지 않는 잇몸 아래 부분은 전문가 치면세균막 제거와 치주치료로 마무리했습니다.

Memo

☑ **구강 관리 점수** : 10점(지난주) → 34점으로 향상
☑ **목표점수 70점까지 노력하면 가능!**
☑ **칫솔질 시간** : 2~3분에서 10분으로 증가했음.
☑ **앞니 아래 안쪽의 집중적 칫솔질 필요**

구강웰빙프로그램 3주차 (2008. 12. 03)

또다시 일주일 뒤에 내원해 주셨습니다. 치아 착색제를 이용해서 구강 관리 점수를 매겼고, 34점에서 60점으로 목표 점수에 거의 근접해졌습니다. 잘 따라와 준 환자분께 감사한 마음이 들었습니다.

혹시 관리하는 데 어려움은 없으신지 여쭤 봤더니, "치아 사이사이는 닦기가 어려워요"라고 대답하셨습니다. 그래서 치아 사이사이를 닦아 줄 수 있는 구강관리용품인 치간칫솔에 대해 설명 드린 후 치간칫솔 사이즈와 사용법을 교육해 드렸습니다. 그리고 지난번에 이어서 전문가 치면세균막 제거와 치주치료로 마무리했습니다.

Memo

☑ 구강 관리 점수 : 34점(지난주) → 60점으로 향상
☑ 목표점수 70점에 아주 가까워짐
☑ 치아 사이사이 관리를 위해 치간칫솔 추천

구강웰빙프로그램 4주차 (2008. 12. 10)

이날은 치면세균막 관리 점수가 지난주보다 52점으로 오히려 떨어졌습니다. 자세히 확인해 보니 오른쪽 아래 어금니 부분이 칫솔질이 잘 안 된 것이 확인되었습니다. 거울로 관리가 잘 안 되는 부위를 보여 주고 칫솔질 방법을 재교육하며 관리의 중요성을 한 번 더 설명했습니다.

이날은 특별관리를 위해 치아 사이에 치면세균막 재부착을 막고, 잇몸 마사지까지 효과가 있는 '전문가 치간세정술(PMTC)'을 했습니다.

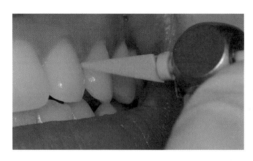

전문가가 치과 기구로 치아 사이사이를 관리해 주는 것을 전문가 치간세정술(PMTC)이라고 합니다.

Memo

☑ 구강 관리 점수 : 60점(지난주) → 52점으로 향상
☑ 오른쪽 아래 어금니 집중 케어 필요
☑ 전문가 치간세정술(PMTC) 시행

구강웰빙프로그램 5주차 (2008. 12. 18)

마지막 관리하는 날 점수는 63점으로 목표 점수인 70점까지는 아쉽게 도달하지 못했지만 관리 기간 중 가장 높은 점수가 나왔습니다. 현미경으로 다시 세균을 확인해 보니 1단계 때보다 세균의 종류와 수가 확연히 줄어들었고 움직임도 아주 느려졌습니다. 환자분께서 "이제까지 많은 치과를 다녀봤지만 이런 관리는 처음 받아봤어요"라고 말씀해 주셔서 뿌듯했습니다.

또 칫솔질 방법이나 구강관리용품을 설명해 주는 곳이 없었는데 처음으로 올바른 구강관리방법을 배우게 되고, 눈으로 직접 확인하면서 점점 관리가 잘 되어 가는 구강 상태를 보며 지속적인 관리 유지가 가능하다고 하셨습니다.

저 또한 이런 구강관리를 통해 치과위생사로서 자부심이 높아지고 환자분들이 긍정적으로 받아들여 주는 모습을 볼 때마다 가슴 벅찬 느낌이 들곤 합니다.

Memo

☑ 구강 관리 점수 : 52점(지난주) → 63점
☑ 목표 점수 70점까지는 도달하지 못했지만 최고 점수 기록
☑ 현미경 검사 결과 : 첫날 염증을 일으키는 세균들이 많이 줄어들었음.
　　　　　　　　　　활성도와 세균수가 현저히 줄어들었다.

자가 구강건강관리법

매일 전문가가 구강을 관리해 줄 수 없기 때문에 우리는 날마다 칫솔질과 같은 자가 구강건강관리를 하고 있습니다. 스스로 치면세균막을 효과적으로 관리하기 위해서는 물리적 방법과 화학적 방법을 함께 이용해야합니다.

'물리적 치면세균막 제거 방법'은 칫솔이나 치간칫솔 등을 이용하여 힘을 주어 직접 닦아내는 것입니다.

'화학적 치면세균막 제거 방법'은 치약이나 구강양치액 등을 이용해서 쌓여 있는 치면세균막을 화학적으로 제거해 주거나 쌓이지 않도록 예방해 주는 것입니다.

설거지에 비유해 보겠습니다. 찌든 때를 제거하기 위해서는 세제도 필요하지만 때를 문질러 닦아 주는 수세미도 필요합니다. 구강 내 세균도 마찬가지입니다. 세제, 수세미뿐만 아니라 구석진 곳을 들어가는 작은 솔 등 알맞은 도구를 이용해서 닦아야 깨끗하게 유지되는 것입니다.

화학적인 제거 방법

- 치약
- 구강양치액

물리적인 제거 방법

- 칫솔
- 치실
- 치간칫솔

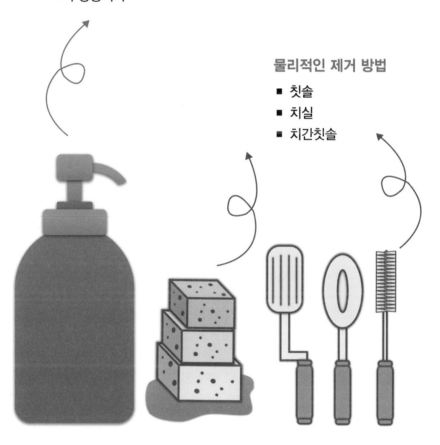

칫솔

올바른 칫솔질을 하기 위해서는 가장 먼저 본인에게 잘 맞는 칫솔을 선택하는 것이 중요합니다.

■ 한 번에 많이 닦을 수 있게 큰 칫솔이 좋다?

아닙니다. 너무 큰 칫솔은 치아의 모든 면을 닦지 못하고 놓치는 경우가 많을 수 있습니다. 칫솔 크기는 집게손가락 첫 마디보다 크지 않는 칫솔이 적합합니다.

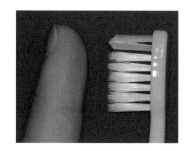

■ 부드러운 미세모 칫솔이 양치 효과가 좋다?

이가 시린 증상이 있거나, 심한 치주질환 때문에 칫솔질이 불편하신 분들은 부드러운 칫솔이 이와 잇몸에 주는 자극이 덜하여 도움이 될 수 있습니다.

하지만! 칫솔질을 자주 못하시는 분들, 구강 위생관리가 잘 안 되시는 분들은 강도가 어느 정도 있는 보통모 칫솔을 사용하는 것을 권장합니다.

■ **칫솔의 보관과 수명**

✔ 칫솔은 건조가 잘되는 청결한 장소에 보관해야 합니다.

✔ 여러 개의 칫솔을 보관하는 경우 칫솔 머리가 닿지 않도록 주의해야 합니다.

■ **칫솔의 수명**

✔ 사용 횟수와 가해지는 압력에 따라 차이가 큽니다.

✔ 일반적으로 2~3개월 지나면 칫솔모가 벌어지고 탄력이 저하되므로 교체를 권장드립니다.

칫솔질 방법

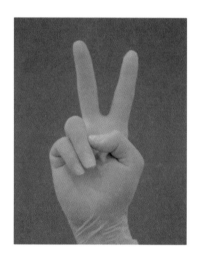

칫솔질에 있어 가장 중요한 원칙,
두 가지만 기억해 주세요!

첫째, 치아와 잇몸 사이(치은연)를 집중적으로 닦아야 합니다.

둘째, 입 안에 구획을 나눠 순서대로 닦아야 합니다.

첫째, 칫솔질을 할 때 치아와 잇몸
사이를 집중적으로 닦으세요!

치면세균막은 치아와 치아 사이,
치아와 잇몸 사이에서부터 쌓이기 시작합니다.

그 후에 치아와 잇몸의 경계선을 따라 치면세균막이
띠 모양을 이루고, 아래 그림처럼 점차 넓게 퍼져 나가게
됩니다.

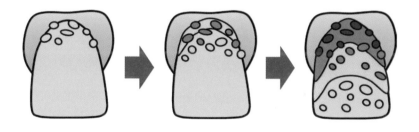

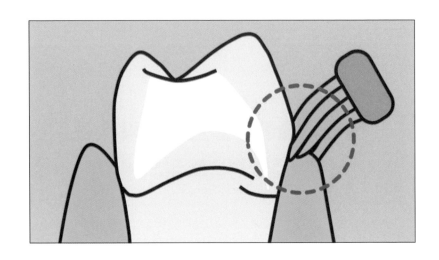

그래서,

칫솔질을 할 때 가장 염두에 두어야 할 부위가 바로

치아와 잇몸 경계선(치은연)입니다!

무의식적으로 칫솔질을 하다 보면

칫솔이 닿기 쉬운 치아 바깥 면,

씹는 면 부위만 반복해서 닦게 되는 경우가 많습니다.

그래서 칫솔이 잘 닿지 않는 부위를 가장 먼저

신경 써서 닦아 주는 것도 좋은 방법입니다.

칫솔은 이렇게 움직여 보세요!

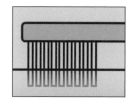 칫솔을 치아와 잇몸 경계선 쪽에 위치하면, 칫솔모 일부분은 치아와 잇몸 사이 공간에 들어가게 될 겁니다.

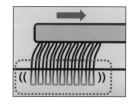 이 상태에서 칫솔 머리 부분을 앞뒤로 '지글지글' 문지른다는 느낌으로 움직여 주는 겁니다.

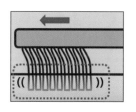 그렇게 하면 칫솔모 끝부분 일부는 잇몸 안쪽에서 미세하게 움직이며 치아와 잇몸 사이 부분을 닦아 줍니다.

Tip.
칫솔을 앞뒤로 많이 움직이는 '치카치카'가 아니라, 2~3mm 정도 좁게 움직이는 '지글지글'이 좋습니다.

둘째, 입 안에 구획을 나눠
순서대로 닦아 보세요!

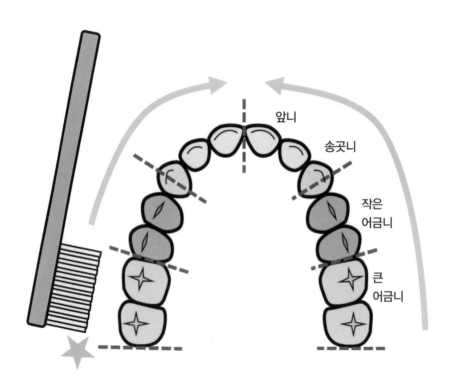

앞니

송곳니

작은
어금니

큰
어금니

가장 안쪽 큰 어금니 2개부터,
다음은 작은 어금니 2개와 송곳니,
다음은 송곳니부터 앞니까지!

이렇게 칫솔이 움직이는 방향에 따라 칫솔질 순서를 정해
두면 빠뜨리는 부위 없이 꼼꼼하게 양치하기가 쉬워집니다.

특히,
가장 안쪽 어금니나 치아의 안쪽(혀, 입천장 방향) 부위를
구획에서 빠뜨리는 경우가 많으니 유의해야 합니다.

평소 칫솔질을 할 때 빠뜨리기 쉬운 부위부터
시작하는 것도 좋은 방법입니다.

한 가지 더,
중요한 것이 있습니다!

칫솔만으로 닦을 수 있는 치아 면적은
치아의 전체 면적의 절반 정도밖에 되지 않는다고 합니다.
아래 그림의 붉은색으로 표기된 곳은
칫솔질만으로는 닦기 어려운 부위입니다.

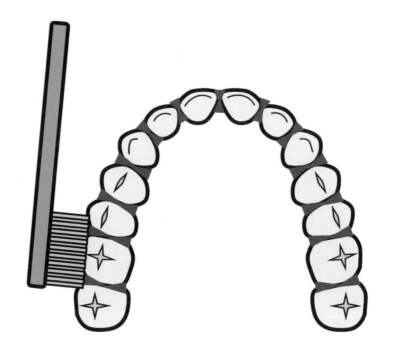

치실과 치간칫솔 사용의 효과는 이미 검증되었습니다.

치과 분야의 다양한 임상연구 결과를 종합한 저명한 논문에서는 다음과 같은 내용을 강조하고 있습니다.

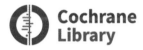

Cochrane Database of Systematic Reviews

Home use of interdental cleaning devices, in addition to toothbrushing, for preventing and controlling periodontal diseases and dental caries (Review)

Worthington HV, MacDonald L, Poklepovic Pericic T, Sambunjak D, Johnson TM, Imai P, Clarkson JE

"양치질과 함께 치실이나 치간칫솔을 사용하면
양치질만 하는 것보다 치은염이나 치면세균막,
또는 둘 모두를 줄일 수 있습니다."

칫솔질만으로는 제거할 수 없는 치아 사이의 치면세균막 제거를 위해 치실, 치간칫솔, 물사출기(워터픽) 등의 치간 관리용품을 추가적으로 사용해 주셔야 합니다.

치실

칫솔질로는 닦이지 않는 치아와 치아 사이, 치아와 잇몸 사이의 치면세균막을 제거해 주는 역할을 합니다.

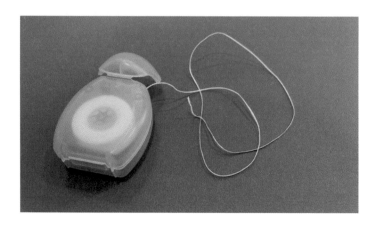

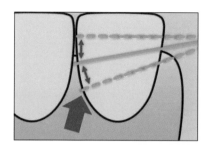

치실을 치아 틈새로 넣고 그림처럼 치실이 잇몸 안쪽까지 들어
갈 정도로 깊이 닦아 주어야 합니다. 잇몸 안쪽이 칫솔질 후에
치면세균막이 가장 잘 남아 있는 부위 중 하나입니다.

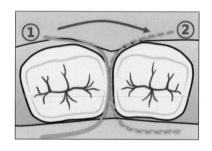

치실은 그림처럼 알파벳 'C자' 형태로 구부려 치아를 감싸서 넓
은 부분이 닦일 수 있도록 해야 합니다. 치실이 한 번 들어갔다
가 나오면 끝이 아닙니다.

이후 치실을 다시 넣은 뒤 맞은편 치아를 감싸 반대로 된 'Ɔ자'
형태로 만들어서 닦아 주어야 합니다.

치실 손잡이

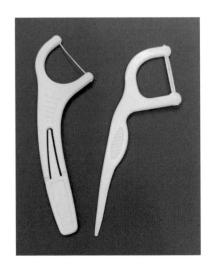

**일반 치실을 사용할 때 구강 내에 손가락을
넣거나 양손을 모두 사용해야 하는 것이 불편한 경우
대안으로 활용할 수 있는 도구입니다.**

손동작이 능숙하지 않거나 불편하여 일반적인 치실 사용이 어려운
경우, 구토반사가 심한 경우, 입을 크게 벌리기 어려운 경우, 다른
사람의 치아에 치실질을 해 주는 경우 등 여러 경우에 활용할 수
있습니다. 치실을 움직이는 동작은 일반 치실과 동일합니다.

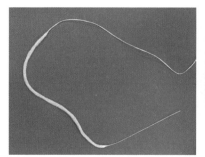
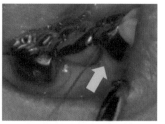
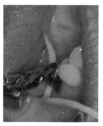

치실의 단단한 끝부분을 통과시킨 뒤
보철물의 하방 부위를 닦고 있는 모습

브릿지 치실

이 치실은 마치 바늘에 달린 실처럼 끝부분이 비교적 단단하고
연결된 치실 부분은 두껍게 만들어져 있어 일반 치실이 통과할
수 없는 인공치아 하방 부위나 교정장치의 틈새 부위를 닦을 때
용이하게 사용할 수 있습니다.

치실의 단단한 끝 부분을 통과시킨 뒤 두꺼운 치실 부위를 이용
하면 칫솔질이나 치실질로는 제거할 수 없는 부위의 치면세균
막을 손쉽게 제거할 수 있습니다.

김백일 등. "구강관리용품론." 개정판. 참윤 (2016).

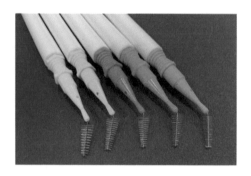

치간칫솔

치아와 치아 사이의 공간이 넓은 경우에는 치실보다 치간칫솔을 사용하는 것이 좋습니다.

치간칫솔의 크기는 매우 다양해서 자신의 치아 사이 공간에 맞는 크기를 찾아서 사용하는 것이 중요합니다.

Tip.
치간칫솔은 치아 사이 틈새에 딱 맞으면서도 치간칫솔의 중앙 금속부분이 치아에 닿지 않도록 사이즈를 잘 골라야 합니다.

치실과 치간칫솔의 자세한 사용법이 궁금하시면 QR코드를 찍어 보세요!

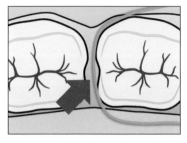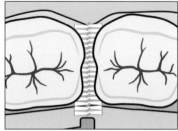

치아 사이 공간이 넓어진 경우에는 위쪽 그림처럼 치아의 음푹
패인 부분들은 치실로 잘 닦이지 않습니다. 이러한 경우 '치간
칫솔'의 사용을 권장합니다. 위 오른쪽 그림처럼 치간칫솔의 솔
들이 치아 사이 공간들을 메워 주어야 합니다.

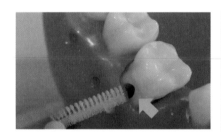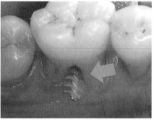

치간칫솔을 이용하면 치아 사이의 공간뿐만 아니라 치아의 뿌리
와 뿌리 사이의 공간을 닦아 줄 수 있습니다.

Lang, Niklaus P., and Jan Lindhe, eds. "Clinical periodontology and implant dentistry", 2
Volume Set. John Wiley&Sons, 2015.
대한치주과학회 '치실 및 치간칫솔 사용법'
(https://www.youtube.com/watch?v=mmTcNRq64Yg)

치약

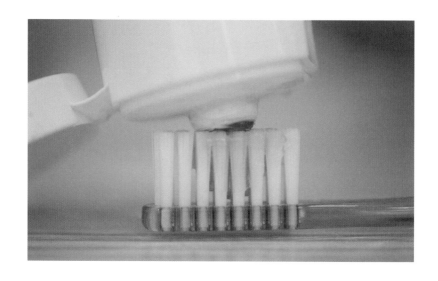

**TV 광고 같은 매체에서 칫솔 위에
치약을 둥글고 예쁘게 짜는 장면을 많이 보셨죠?**

하지만, 보기 좋게 짜기보다는 칫솔모 안으로 치약이
스며들어갈 수 있도록 치약통을 세워서 짜면
칫솔질하는 동안 칫솔이 치약을 머금고 서서히 입 안
구석구석에 치약이 퍼질 수 있게 됩니다.

치약을 구매할 때
성분 확인을 하시나요?

우리나라 식약처에서는 다음 7가지 성분 중 한 가지 이상
이 치약에 포함되어 있으면 '치은염 예방' 효능을 표기할
수 있게 허용하고 있습니다.

염화나트륨

초산토코페롤

염산피리독신

알란토인

알란토인 클로르하이드록시 알루미늄

트라넥사민산

아미노카프론산

물사출기

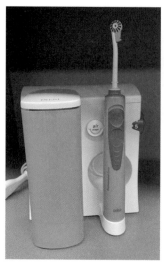 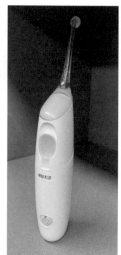

물사출기는 강한 힘으로 물을 분사해서 치아와 치아 사이에 남아 있는 음식물이나 치면세균막을 씻어내는 기구입니다. 치실이나 치간칫솔처럼 칫솔질과 함께 사용해야 합니다. 보철물 및 임플란트나 주변의 잇몸 부분을 세척할 때도 활용할 수 있습니다.

주의!

잇몸 염증이 진행 중인 경우에는 사용에 주의해 주세요.
수압으로 인해 세균이 잇몸 안쪽 혈관으로 들어갈 수 있습니다!

고무치간자극기

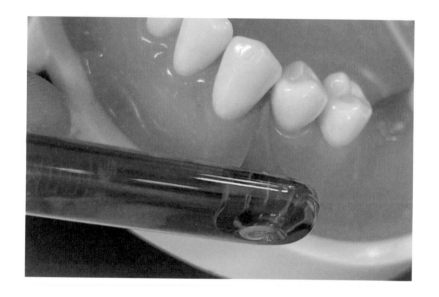

치아와 치아 사이 공간이 넓은 경우나 치아의 뿌리와 뿌리 사이 공간이 드러나 있는 경우 사용할 수 있습니다. 이러한 부위의 음식물이나 치면세균막을 제거할 수 있고, 주위의 잇몸을 마사지해 주는 효과를 볼 수 있습니다.

보통 잇몸 조직이 건강하거나 치아와 치아 사이의 공간이 좁은 경우는 사용을 권장하지 않습니다.

구강양치액

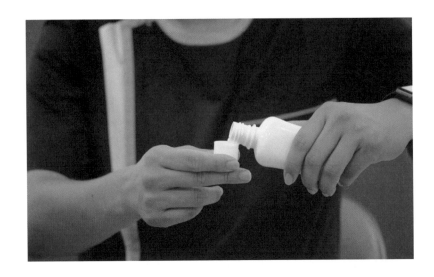

구강양치액은 칫솔질만으로 닦기 힘든 부위의 세균들을 화학적으로 감소시켜 주는 역할을 합니다.

Tip.
치주 수술을 받은 뒤에 클로르헥시딘 성분이 함유된 구강양치액을 사용하면 회복에 도움을 줄 수 있습니다.(단 클로르헥시딘은 2주 이상 사용하면 착색 또는 미각 변화 등의 부작용이 생길 수 있으니 주의가 필요합니다.)

영국에서 시행한 임상 연구 결과, 성인에게 칫솔질을 하게 한 후 바로 검사를 했을 때도 입 안 1/3 부위에서 치면세균막이 발견되었다고 합니다. 칫솔질만으로는 완벽하게 치면세균막을 제거하기 어렵다는 것을 보여 주는 결과입니다.

또한 우리 입 안을 살펴보면, 치아 면적은 입 안의 단 25%만을 차지하고, 나머지는 잇몸, 혀, 입천장, 볼 안쪽 점막 등으로 구성되어 있습니다. 따라서 칫솔질만으로는 입 안을 깨끗이 하기 어렵기 때문에 항균 구강양치액 사용을 권장하는 것입니다.

건강한 구강건강관리를 위해서는 칫솔, 치실, 치간칫솔과 같은 물리적 관리뿐만 아니라 구강양치액과 같은 화학적 관리를 병행해서 사용하는 것이 중요합니다. 중요한 것은 구강양치액만 사용해서는 안 되며 치면세균막의 물리적 제거가 반드시 우선적으로 이루어져야 한다는 것입니다.

Morris, A. J., Jl Steele, and D. A. White. "The oral cleanliness and periodontal health of UK adults in 1998." British dental journal 191.4 (2001) : 186~192.
Kerr, W. J. S., J. Kelly, and D. A. M. Geddes. "The areas of various surfaces in the human mouth from nine years to adulthood." Journal of dental research 70.12 (1991) : 1528~1530.

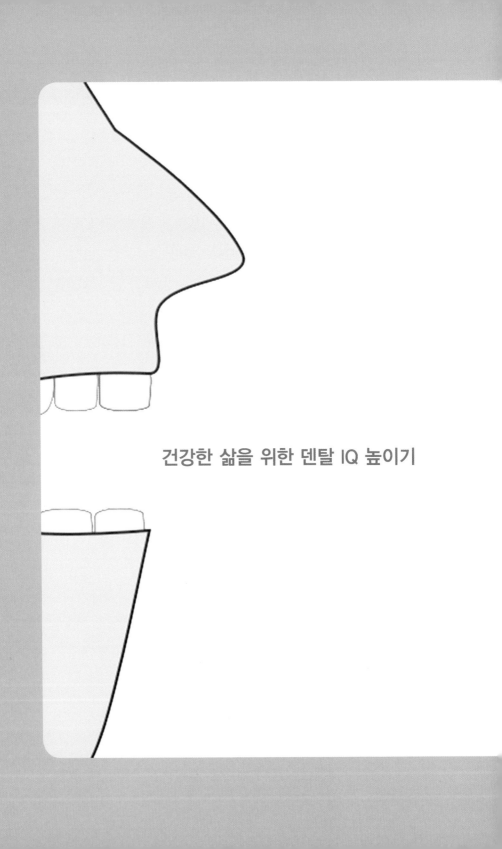

건강한 삶을 위한 덴탈 IQ 높이기

제3부

구강질환과 전신질환

구강건강과 전신질환의 연관성 이야기

구강건강은 전신건강의 척도입니다.

20세기에 치과학과 의과학에서 따로따로 눈부신 발전이 있었습니다. 21세기에 들어서서 구강과 전신과의 연관성이 크다는 연구들이 매우 왕성하게 이뤄지고 있습니다.

2000년대 초반 학회에서 들었던 일본의 예방치과 교수의 강의는 그 당시 매우 신선하고 충격을 주는 내용이었습니다.

양쪽 어금니가 다 있어서 양쪽 청력에 문제가 없던 환자들이 한쪽 치아가 빠져 다른 쪽으로만 씹어 먹었더니, 한쪽 귀가 잘 안 들리고 청력이 떨어지는 현상이 관찰되었습니다.

또한 틀니를 끼고 양쪽으로 다시 씹게 된 후에 안 들리던 귀가 잘 들리고 청력이 회복되는 그래프를 보여 주어 깜짝 놀랐던 기억이 납니다.

이제는 구강건강과 청력의 관계에서 더 나아가 심혈관질환, 당뇨, 뇌질환 등의 전신질환과의 관계가 많이 연구되었고, 발표도 이어지고 있습니다.

일반 세균들이 두꺼운 피부를 뚫고 들어가기가 쉽지 않습니다. 하지만 구강 점막은 각화되어 있지 않고 얇아서 치면세균막의 세균들이 잇몸 속으로 들어가 혈관을 타고 몸 안으로 퍼지기 쉬운 곳입니다.

심장으로 가는 세균의 70%가 구강 내 세균이라는 보고가 있을 정도로 구강은 제2의 심장이라고도 불립니다. 입 안이 깨끗해야 심장과 혈관도 깨끗해지는 것입니다. 심장 수술을 하기 전에 스케일링을 하게 하고, 그것을 예전부터 보험 적용을 시켜 준 것은 다 이유가 있는 것입니다.

우리 몸은 어느 한 부분이 나눠진 것이 아니라, 서로 유기적으로 밀접하게 연결되어 있다는 사실이 점점 더 많이 증명되고 있습니다. 식이조절과 구강위생관리 등을 통한 구강건강관리가 전신건강관리에 매우 중요한 역할을 하고, 특히 구강건강이 급속도로 악화되는 노인 시기에는 더 중요한 역할을 하고 있습니다.

전신건강을 지키는 데 있어서 구강건강관리는 적은 노력 대비 큰 효과가 있는 방법입니다.

"풍치(치주질환)가 방치되면
전신질환의 위험이 증가합니다."

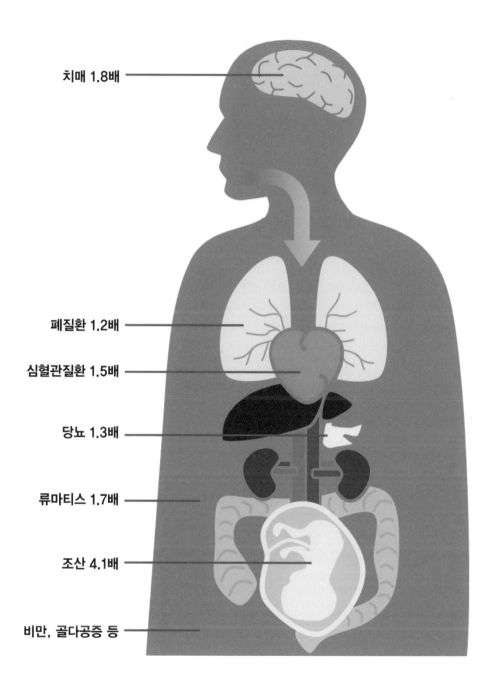

치매 1.8배

폐질환 1.2배

심혈관질환 1.5배

당뇨 1.3배

류마티스 1.7배

조산 4.1배

비만, 골다공증 등

치주 병원균은
혈관을 타고 온몸으로 이동한다.

치주 병원균은 단순히 입 안에서만 머무는 것이 아니라 혈관을 타고 온몸으로 퍼집니다.

치주질환은 염증성 질환입니다. 따라서 치주질환이 발생하면, **몸속의 염증 인자가 증가**하고 혈액을 통해 **혈관에 염증**을 일으킬 수 있습니다. 이로 인해 동맥경화성 혈관질환이 유도되고 심혈관질환이 발생하는 것입니다.

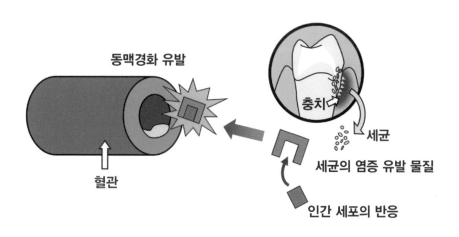

동맥경화 유발

혈관

충치

세균

세균의 염증 유발 물질

인간 세포의 반응

또한 치주 병원균은 혈액을 굳히는 성질인 혈소판을 모아 혈전(피떡)을 만듭니다. 혈관 내를 막고 있는 덩어리(죽상경화반)에서 치주 병원균이 발견되는 것이 그 증거입니다.

치주치료는 동맥경화성 심혈관질환과 관련된 염증 인자들을 감소시킨다는 연구 결과가 있습니다. 치주치료를 통해서 심혈관질환을 치료할 수는 없습니다. 그러나 치주질환을 방치할 경우 심혈관질환의 위험에서 자유로울 수 없습니다.

Roca-Millan E, et al. "Periodontal treatment on patients with cardiovascular disease : Systematic review and meta-analysis". Med Oral Patol Oral Cir Bucal 23(6) (2018) : 681-690.

임산부의 풍치(치주질환),
조산과 유산을 초래한다.

치주질환은 임신 중 태아에 부정적인 영향을 미칩니다. 치주질
환이 있는 임산부는 치주질환이 없는 임산부에 비해 유산 2.4배,
조산 4.1배, 저체중아 출산 1.7배 정도 위험성이 높습니다.

치주질환으로 잇몸에 염증이 생기면 몸속에 프로스타글란딘
(Prostaglandin)이라는 물질이 많이 생성됩니다. 이 물질의 농도
가 상승하면 뇌는 출산 임박의 신호라고 오해하게 됩니다. 이
때문에 조기에 자궁경부가 확장되어 조산/저체중아 출산을 하
게 되는 것입니다.

임산부의 경우 호르몬의 변화로 인하여 잇몸이 세균에 과민하게
반응하게 되어 치주질환이 잘 발생합니다.

임신 중기 이후 치주치료를 받는다고 해도 단기간의 치료만으로 조산/저체중아 출산 확률을 감소시키기는 어렵습니다. 그러나 치주치료는 세균과 염증을 감소시켜 향후 태아에게 영향을 줄 수 있는 위험을 최소화할 수 있습니다.

가장 중요한 것은 철저한 구강위생관리를 통하여 미연에 치주질환 발생을 예방하는 것입니다. 그러나 이미 치주질환이 발생했다면, 임신 중이라도 치주치료를 하는 것은 안전합니다. 통상적인 치과치료는 임신 중 해롭지 않으니 치과 방문을 두려워하지 마세요!

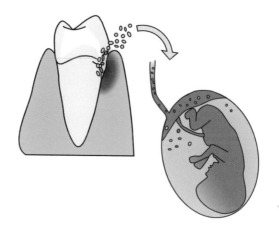

Bobetsis, Yiorgos A., et al. 'Periodontal disease and adverse pregnancy outcomes." Periodontology 2000 83(1) (2020) : 154–174.

풍치(치주질환)가 있으면 당뇨병이 악화된다.

치주질환과 당뇨병은 서로 영향을 주고받는 질병입니다. 당뇨병은 치주질환의 위험 인자이며, 치주질환은 당뇨병의 부작용으로 알려져 있습니다.

당뇨병 환자가 치주질환에 걸릴 위험은 당뇨병이 없는 사람에 비해 3배 이상 더 높습니다. 당뇨병 환자의 고혈당 상태는 잇몸 조직에 영향을 미치는 염증 유발 매개체를 만들어 내고 이는 잇몸의 염증 반응을 유발합니다.

반대로 치주질환은 당뇨병을 악화시킬 수 있습니다.
치주질환으로 인한 전신적인 염증 반응은 혈당조절 및 인슐린 신호 전달에 부정적인 영향을 미치기 때문에 당뇨병이 악화될 수 있습니다.

Falcao A, Bullón P. "A review of the influence of periodontal treatment in systemic diseases". Periodontology 2000 79(1) (2019): 117~128.

치주질환을 치료하면 당뇨병이 완화될 수도 있습니다. 치주질환 치료 후에 당화혈색소 수치가 감소한다는 여러 연구 결과들이 있습니다.

당뇨병의 경우 한번 발생하면 완치가 어렵고, 수많은 합병증을 동반합니다. 치주질환의 예방과 치료로 당뇨병을 예방하고 악화되지 않도록 조절할 수 있습니다.

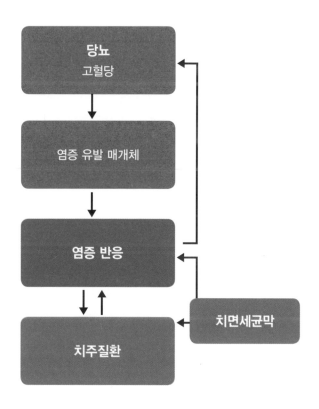

뼛속까지 퍼지는 치주 염증

류마티스 관절염은 여러 관절에서 염증이 나타나는 만성 염증성 질환으로, 연골과 뼈가 파괴되는 자가면역성 질환입니다. 류마티스 관절염은 뼈 흡수 현상과 관련된 염증성 기전이 치주질환과 유사합니다.

치주질환과 관련된 전신 염증이 류마티스 관절염에 영향을 미치거나, 혹은 치주 병원균이 류마티스 관절염에 직접 영향을 줄 수도 있습니다.

류마티스 관절염과 치주질환은 서로 부정적인 영향을 미칩니다. 류마티스 관절염 환자가 치주질환의 발병률이 더 높으며, 치주질환은 류마티스 관절염의 악화와 관련이 있습니다. 또한 치주치료가 류마티스 관절염 중증도를 감소시킬 수 있습니다. 아직 더욱 광범위한 연구가 필요하지만, 두 질병 간 관련성은 존재합니다.

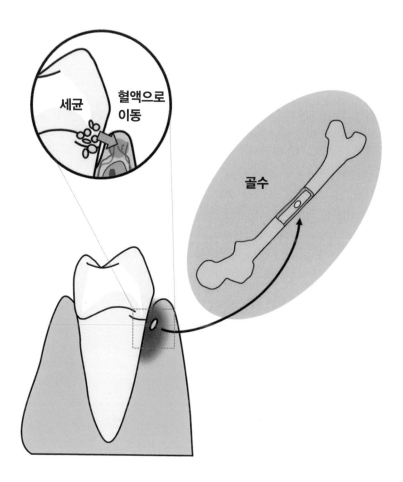

Hajishengallis, George, and Triantafyllos Chavakis. "Local and systemic mechanisms linking periodontal disease and inflammatory comorbidities." Nature Reviews Immunology (2021) : 1~15.

구강 내 세균 관리,
폐렴 발병률 40% 낮춘다.

치주질환과 충치를 유발하는 입 안 세균은 여러 폐질환과 관련성이 높습니다.

구강 내의 세균이 호흡기 내로 넘어가면, 호흡기 상피에 영향을 미칠 수 있습니다. 이러한 이유로 관리되지 않은 구강 위생상태는 흡인성 폐렴, 인공호흡기 관련 폐렴 등 여러 폐렴과 연관성이 있습니다.

따라서 구강 내 세균 덩어리인 치면세균막의 제거를 위한 다양한 치료를 통하여 폐렴의 발병률을 40% 감소시킬 수 있다는 연구 결과가 있습니다.

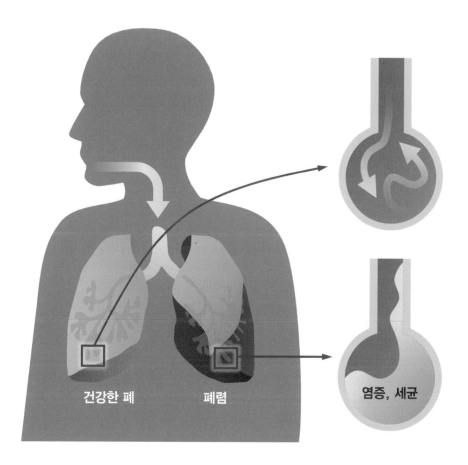

건강한 폐   폐렴   염증, 세균

Falcao A, Bullón P. "A review of the influence of periodontal treatment in systemic diseases". Periodontology 2000 79(1) (2019) : 117~128.

뇌를 공격하는 치주병원균

최근 연구 결과를 보면, 치주질환과 알츠하이머병 발병률 및 사망률은 연관성이 있다고 보고되었습니다. 치주병원균이 뇌에 침투하여 염증성 분자를 증가시켜 신경퇴행을 야기해 알츠하이머병을 일으킬 수도 있습니다.

실제로 알츠하이머병 뇌 부검 표본과 살아 있는 알츠하이머 환자의 뇌척수액에서 대표적인 치주병원균인 P. gingivalis DNA가 검출되었습니다.

치주병원균이 알츠하이머병을 일으킨다고 단언할 수는 없지만, 치주질환과 치매 사이에 연관성이 있다는 사실은 많은 연구들을 통하여 밝혀지고 있습니다.

Falcao A, Bullón P. "A review of the influence of periodontal treatment in systemic diseases". Periodontology 2000 79(1) (2019) : 117~128.

치주병 관리, 전신건강의 기반

앞서 이야기한 전신질환 이외에도 많은 질환들이 치주질환과 연관성을 갖는다고 연구되고 있습니다.

입 안 미생물의 변화, 염증의 증가 등의 이유로 치주질환과 암 사이의 연관성을 제안하는 여러 연구가 최근에 보고되었습니다. 또한 치주질환은 대사증후군, 비만, 우울증, 비알코올성 지방간 질환과 같은 여러 다른 전신 질환에서도 역할을 하는 것으로 보입니다.

명확한 인과관계를 밝히기 위해서는 대규모의 추가적인 연구가 필요한 상황이지만, 치주질환이 많은 전신질환에 영향을 미치고 있는 것은 확실해 보입니다.

따라서 치주질환과 구강병을 예방하고 치료하는 것은 단순히 '입 안'을 관리하는 것이 아닌 '전신건강'의 기반이 된다는 것을 잊지 마세요!

"충치(치아우식증)를 예방하는 것이
곧 전신건강을 지키는 것입니다."

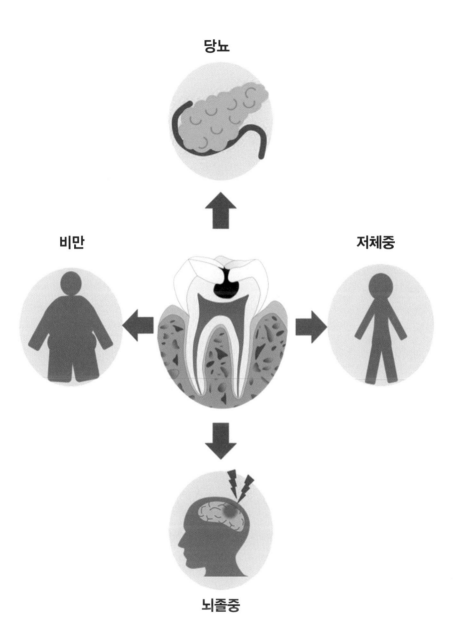

당뇨

비만

저체중

뇌졸중

충치의 예방은 전신질환의 예방

충치, 치주질환 모두 치아에 붙어 있는 세균막으로 인하여 발생하는 질환입니다. 그러나 충치의 경우 치주질환보다 원인이 복잡하고 여러 요인이 관여하는 질환입니다. 따라서 충치와 전신질환의 관계에 대하여 치주질환만큼 많은 연구가 이루어지지는 않았습니다. 하지만 그 중 몇 가지 충치와 관련 있는 전신 질환에 대하여 소개해 드립니다.

충치가 뇌졸중의 위험을 증가시킬 수 있다는 연구가 최근 발표되었습니다. 6,506명의 뇌졸중이 없는 사람을 30년을 관찰한 결과, 충치가 있는 사람이 없는 사람에 비해 뇌졸중 위험이 4.5배 높다는 것이 나타났습니다.

여러 연구들은 당뇨병과 충치 사이의 연관성에 대하여 보고하였습니다. 당뇨병 환자의 경우 충치를 발생/악화시킬 수 있는 구강 내 변화(침의 산성도 증가 및 충치 유발 세균 수의 증가)를 동반합니다. 또한 고혈당증은 충치의 증가와 관련이 있으며, 동물실험 결과 치아 조직의 변화가 나타난다는 것을 밝혔습니다.

비만 및 대사 증후군도 충치와 관련이 있는 것으로 밝혀진 연구가 여럿 있습니다. 충치가 있는 사람이 비만 또는 대사증후군이 될 확률이 1.01~3.7배 높다고 합니다.

충치는 비만뿐만 아니라 저체중 상태와도 관련이 있습니다. 치료되지 않은 충치로 인하여 씹는 능력이 감소하고, 이는 전반적인 영양 상태와 체중 감소에 영향을 줄 수 있습니다. 또한 야채나 과일 등 건강식품을 섭취하기 힘들기 때문에 빵과 같은 가공된 부드러운 음식을 많이 섭취하게 되고, 이는 또다시 충치 발생의 위험과 이어집니다.

이처럼 충치의 발생은 전반적인 생활 습관의 변화로 이어질 수밖에 없습니다. 이러한 변화들이 직간접적으로 전신질환의 발생에 악영향을 미칩니다. 따라서 충치 발생을 예방하고 조기에 치료하는 것은 건강 유지에 필수적 조건입니다.

Sabharwal, Amarpreet, Elizabeth Stellrecht, and Frank A. Scannapieco. "Associations between dental caries and systemic diseases: a scoping review." BMC Oral Health 21(1) (2021) : 1~35.

충치가 전신쇠약을 부른다.

충치가 생기면 '치과에 가서 때우면 되지'라고 대수롭지 않게 생각하는 사람이 많습니다. 그러나 충치가 방치되어 치아에 다 퍼진 경우에는 치아를 뽑아야만 할 수도 있습니다.

치아를 뽑아내면 단순히 치아 1개를 잃는다고 생각할 수 있지만, 사실 맞닿는 치아의 기능도 할 수 없기 때문에 치아 2개를 잃는 거나 마찬가지입니다. 특히 어금니를 뽑는다면 그 문제는 더욱 심각합니다. 치아의 앞니는 음식을 자르고 어금니로는 음식을 부수어 먹기 때문에 실질적으로 어금니의 역할이 매우 크기 때문입니다.

이와 관련하여 노인 353명을 대상으로 한 연구가 있습니다. 맞닿는 어금니 쌍이 여럿인 치열, 틀니, 어금니 쌍이 부족한 치열인 사람을 비교해 보았습니다.

Iwasaki M, et al. "Oral health status : relationship to nutrient and food intake among 80-year-old Japanese adults". Community Dent Oral Epidemiol 42(5) (2014) : 441~450.

그 결과 여러 영양소의 섭취가 '좋은 치열을 가진 사람'에 비해 '불편한 틀니'와 '어금니 쌍이 부족한 사람'에서 부족하게 나타났습니다.

치아 상실로 인한 씹기 능력의 감소는 먹는 음식의 변화를 야기하고, 소화불량을 일으킵니다. 이러한 변화는 불충분한 영양소의 섭취로 이어지고, 결국 전신쇠약에 이릅니다. 이러한 전신쇠약에 이르는 굴레의 시작에 충치가 있을 수도 있다는 사실을 기억해야 합니다.

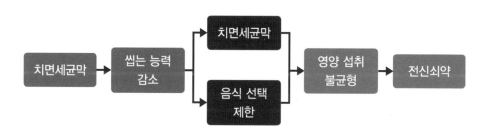

치아가 상실되면 청력도 상실될 수 있다.

세계보건기구(WHO)는 전 세계 성인의 약 15%가 어느 정도의 청력 장애를 갖고 있으며, 2050년까지 약 7억 명 이상(10명 중 1명)이 청력 상실을 경험할 것으로 추산하고 있습니다.

청력 상실은 귀지 축적, 소음, 노화, 귀 감염 등으로 발생합니다. 그런데 치아 상실로 인하여 청력 상실이 발생할 수 있다는 사실을 알고 계셨나요?

노인 225명을 대상으로 한 연구 결과, 치아가 없는 사람이 25개 이상의 치아를 가지고 있는 사람보다 청력이 나쁘다고 보고하였습니다.

Schell, Cathrina L., et al. "An association between dentate status and hearing acuity." Special Care in Dentistry 19(5) (1999) : 208~213.
Lawrence, Herenia P., et al. "A longitudinal study of the association between tooth loss and age-related hearing loss." Special Care in Dentistry 21(4) (2001) : 129~140.

또 다른 연구에서도 비슷한 결과가 밝혀졌습니다.

1,156명의 미국 참전용사를 대상으로 한 연구에서 치아가 많은 사람(17개 이상)과 적은 사람(17개 미만)의 청력 상실 정도를 비교했습니다. 그 결과 치아가 적은 사람이 치아가 많은 사람에 비해 청력이 감소할 확률이 약 1.6배로 나타났습니다.

비단 치아가 없는 사람뿐만 아니라, 치아가 적은 사람들도 청력이 감소할 위험이 높습니다. 즉 가지고 있는 치아가 많을수록 청력이 상실될 위험은 낮아집니다.

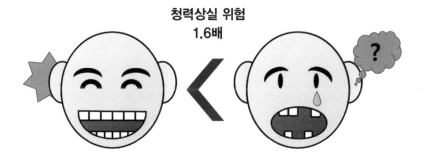

충치로 인하여 사망에 이른다.

흔히 충치로 인해 생길 수 있는 가장 심각한 상황이 발치라고 생각할 수 있습니다. 그러나 충치로 인한 감염이 턱뼈로 퍼지고, 연조직으로 퍼진다면 생명을 위협할 수도 있습니다.

만약 치아 감염이 혀 아래 입속 바닥으로 퍼진다면 심한 경우 기도를 막을 수 있습니다. 실제로 2002년 호주에서 치아 감염이 턱 밑으로 퍼진 환자가 수술 몇 시간 후 기도 폐쇄로 사망한 사건이 있었습니다.

또한 32세 호주 여성의 경우, 감염이 전신으로 퍼져 패혈증이 발생했습니다. 치료 후 환자는 생존했지만 편마비, 부분 실명 및 인지 장애를 포함한 여러 영구 장애를 얻었습니다.

2007년 미국에서는 12세 소년이 사망한 사건이 있었습니다. 치아 감염이 뇌까지 퍼져 뇌막염을 일으켜 결국 사망에 이르렀습니다.

1908년까지만 해도 치아 감염으로 인한 사망률은 10~40%에 달했습니다. 그러나 현재 치의학의 발전으로 인해 치아 감염으로 인한 사망은 이제 극히 드뭅니다. 그러나 감염된 치아가 의심되는 경우 즉각적인 치료를 받는 것은 중요합니다.

Bayetto K, et al. "Dental abscess : A potential cause of death and morbidity". Aust J Gen Pract 49(9) (2020) : 563~567.

건강한 삶을 위한
덴탈 IQ 높이기